罗笑容儿科经验集

许尤佳　许楷斯　主编

科 学 出 版 社
北 京

内 容 简 介

罗笑容教授是广东省名中医，从事中医临床工作七十载，对中医儿科造诣尤深。其学术思想充分体现了岭南中医儿科的特色。本书主要介绍了罗笑容治疗儿科疾病的学术经验。全书共分五章，内容包括罗老的生平及其对小儿生理病理的认识、对小儿诊法治法的见解、对小儿四时调护的看法、对小儿各个系统疾病的诊治经验、临床验案解析以及论文选编。罗老有丰富的临床经验，以治疗小儿肺系和脾系疾病为特长，故本书以肺脾两系的疾病诊治作为要点进行介绍。本书的编写，力求反映罗老学术思想，条理分明，论治方法简洁明了又切合临床实际，使读者可以从中得到理论和实践方面的收获。

本书主要供从事中医、西医临床儿科工作的医生及在读医学生阅读使用。也为中医爱好者学习理解岭南中医儿科学术思想提供参考。

图书在版编目（CIP）数据

罗笑容儿科经验集 / 许尤佳，许楷斯主编. —北京：科学出版社，2022.1
ISBN 978-7-03-070602-7

Ⅰ. ①罗… Ⅱ. ①许… ②许… Ⅲ. ①中医儿科学－临床医学－经验－中国－现代 Ⅳ. ①R272

中国版本图书馆 CIP 数据核字（2021）第 228841 号

责任编辑：郭海燕　白会想 / 责任校对：申晓焕
责任印制：苏铁锁 / 封面设计：蓝正设计

科学出版社 出版
北京东黄城根北街 16 号
邮政编码：100717
http://www.sciencep.com

北京凌奇印刷有限责任公司 印刷
科学出版社发行　各地新华书店经销

*

2022 年 1 月第 一 版　开本：787×1092　1/16
2022 年 1 月第一次印刷　印张：7 3/4
字数：147 000
POD定价：58.00元
（如有印装质量问题，我社负责调换）

编 委 会

序

    我出身于中医世家，外公和父亲都是中医师，从小在这样的氛围中长大，渐爱上岐黄之学，毅然立志学医。后经父亲推荐，拜师杜明昭先生，专攻小儿病证之诊治。蒙杜明昭先生谆谆教诲，传以心得经验，广受教益。而后在广东省中医院儿科行医，尔来已约有七十载，深感作为一名儿科医师之不易。

    《景岳全书》中有言"谚云：宁治十男子，不治一妇人；宁治十妇人，不治一小儿"。可见儿科之难治。一者，儿科又称"哑科"，因小儿口不能言，能言亦不足以信，且脉无所视，故曰难治；二者，小儿者，其肉脆，血少气弱，五脏六腑成而未全，全而未壮，其为易虚易实，易寒易热之体，治疗上稍有不慎，毫厘之失，谬以千里也。儿童关系国家的未来，身为小儿医虽然不易，但也承担着一份光荣的使命。我等当殚精竭虑，穷其蕴奥，精究其工，不辱使命。

    中国医药学是一个伟大的宝库，岭南中医是其不可或缺的组成部分。岭南中医有其明显的地域特点，而且特别重视儿科，出了很多儿科名医，从刘昉、陈复正到近代的程康圃、杨鹤龄。他们无不在中医儿科的发展中起到重要的推动作用。我从小在广州长大，这里人好中医、信中医，为中医的发展提供了良好的土壤。我的老师杜明昭先生早年于龙津路开医馆，每天都接诊很多患儿，处方用药往往两三剂而病愈。我自从医以来，也接诊了很多病患，其中有一部分难治性病例，遍访中西医而未愈，幸而被我所治愈，每当此时，不由感叹中医之博大精深，亦想将我之所得与同道分享。

    我今已年过八旬，精力衰退，将自己毕生从医之心得，整理成一本儿科经验集，与各位同道共勉，是我的心愿。弟子许尤佳收集总结我从医之经验，编撰成册，完成了我的心愿，我倍感欣慰。是书编撰过程中，还得到广东省中医院各位儿科同事的支持，谨此致谢！

    书中之理论是我个人之经验总结，故其中之谬误恐难免，如蒙教正则余幸甚。

罗笑容

2020 年 1 月 1 日

目　　录

第一章　岭南中医儿科名家的生平

罗笑容，女，广东南海人，1934 年 11 月生，1962 年于广州中医学院（现广州中医药大学）六年制本科毕业后一直在广东省中医院（广州中医药大学第二附属医院）工作。行医至今已有七十载。

罗笑容现为广东省中医院儿科主任医师。曾担任多届广东省中医药学会儿科专业委员会委员、副主任委员之职，现为广东省中医药学会儿科专业委员会顾问，1993 年被广东省人民政府授予"广东省名中医"称号，2002 年经人事部、卫生部及国家中医药管理局确定为第三批全国老中医药专家学术经验继承工作指导老师。

罗笑容主编了以其临床经验为主要内容的《中医儿科疾病证治》，还主编了《专科专病中医临床诊治丛书：儿科专病中医临床诊治》《中西医结合儿科学》，以及参与编写了《现代疑难病中医治疗精粹》等书，其学术思想对岭南儿科流派乃至全国中医儿科流派皆有很广的影响。

一、出身岭南名医世家

南海自古就是岭南一个名医辈出之地，从晋代的鲍姑到清代的何梦瑶，皆体现出此地的人杰地灵。罗笑容就出身于一个岭南名医世家，有 8 个姐妹兄弟，排行第一，其外祖父及父亲皆是当时的岭南名医，从小在外祖父及父亲的影响下，就爱上了医学这门事业。

其外祖父何竹林（1882～1972 年）（图 1-1），是当时岭南有名的骨科医生。何竹林少时随先辈习武学医，白天行医，晚上习武。1901 年起开始游历全国，寻师学艺，历时数年后，回广州西关文兴大街挂牌行医。当时遇到乐善戏院大灾，很多人受伤，而且很多是重伤，经何竹林的医治后，均能康复，于是何竹林一时名声大噪。1925 年何竹林医治好了商团事变中

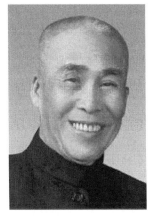

图 1-1　何竹林

被子弹穿破腹部致使肠管外露的市民,获赠牌匾"破腹穿肠能活",足可见其医术之精湛。何竹林医德高尚,对贫苦病者赠医施药,也曾为广州起义领导人苏兆征、陈郁等以及工农赤卫队伤员治病。在抗日战争期间,日机轰炸广州,不少市民受伤。何竹林组建长寿民众救护队,自任队长,把自己的医馆奉献出来,免费为群众治伤诊病。新中国成立后,何竹林担任广州中医学院外科教研室主任,广东省中医院外科主任。

其父罗广荫(1913~1988),是当时有名的内科医生,以医风湿痹痛而闻名。罗广荫自幼随祖父罗尊初学医,尽得祖传治疗"脚气"的秘诀,医术享誉南海西樵一带。1934年罗广荫毕业于广东中医药专门学校,其后在广州光复北路挂牌行医。1956年带头组建光复第一中医联合诊所,1958年罗广荫又无偿地把自己的诊所提供给卫生院作为门诊部。其先后在向阳卫生院、荔湾区中医院行医。1979年被授予"广州市名老中医"称号。

罗笑容就是在这样的环境中长大,从小看到病人的痛苦,见到了祖辈父辈医治病人的辛苦,也看到了病人治好后的快乐,小时便立志要成为一名为患者解除病痛的行医者。而其先辈的高尚医德也进一步影响了她,从此走上了一条行医之路。

二、师承名医杜明昭

罗笑容初中毕业后,到了卫生学校学习助产。卫生学校毕业后被分配到了韶关市粤北人民医院工作。由于表现优异,3年后被单位推荐参加了大学的招考并考取了广州中医学院第一届六年制的本科班。1962年,罗笑容从广州中医学院顺利毕业,进入广东省中医院工作。

也正是这一年,罗笑容拜师当时的岭南儿科名医杜明昭老先生——她人生中最重要的导师。

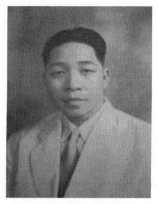

图1-2 杜明昭

杜明昭(1912~1966年)(图1-2),1927年在广东中医药专门学校肄业,1933年大学毕业后,在龙津东路开设诊所行医。1959年广州中医学院成立妇儿科教研室时,杜明昭先生任副主任,并承担广东省中医院儿科的教学及诊疗工作。杜明昭先生对小儿麻疹、泄泻、惊风及初生儿疾病等诊治颇有心得。曾参加编写《中医儿科学讲义》,该讲义作为全国中医学院儿科教材使用。

由于杜明昭先生早在1966年就过世了,其留下来的资料十分少，其生平及学术思想也鲜为人知，很多都是罗笑容主任凭记忆描述及总结的。

右边这张照片（图1-3）是杜明昭老先生在给患儿进行捏脊的时候照的，说起这张照片，还有一个故事。杜老先生在广东省中医院行医的时候，很多患儿家长都慕名带患儿前来就诊。有一个南海的3岁患儿，常年进食差，有严重的营养不良；并且夜间睡眠差，常有夜啼。多方求医，未见疗效。慕杜老先生之名，从南海前来就医。杜老先生诊断其为干疳，予以中药及饮食调理，并教导患儿家属进行小儿推拿。经过1月余的治疗，小儿胃纳大增，营养状况明显好转，体重增加，夜啼也消失了。家属十分感谢杜老先生，送来

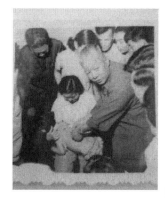

图1-3　杜明昭给患儿捏脊

了"小儿王"的牌匾，并请求杜老先生留下此珍贵的照片。从此广东省中医院有个"小儿王"的消息不胫而走，引得众多患儿家属慕名带患儿前来就诊。

其实早在1933年，杜明昭老先生毕业后在广州龙津东路开设诊所时，就深受群众的欢迎。其医馆门庭若市，诊务极一时之盛，与杜蔚文齐名。当时民间流传的"一篙撑两渡，威振龙津路"的其中一"渡"，指的就是杜明昭老先生。

杜明昭先生对罗笑容的影响很大，罗笑容从学术上继承了其鲜明的岭南儿科特点，在辨小儿体质、小儿病病因病机及用药方面都得杜明昭先生亲传。杜明昭先生高尚的医德更是影响了罗笑容的一生。至今谈起杜明昭先生，罗笑容主任仍记忆犹新，可见其师生情义之深。

三、投身儿科事业，终成"儿病大师"

而后罗笑容进一步发扬杜明昭先生的学术思想。并在此后的临床诊疗工作中，形成了自己的学术思想，终成一代名医。

罗老被患儿家长称为笑对孩子的"儿病大师"。人如其名，罗笑容教授脸上总是挂着微笑，对孩子似乎有一种特殊的磁场。在儿科，每天都要面对孩子们的哭闹，她在多年经验中摸索出一套方法：首先，语言上不能伤害小朋友，诊治时可以用孩子们喜欢的方法来接近他们，例如听诊时对孩子说："来，我们来打电话吧。"看喉咙时，对孩子说："我们来唱卡拉OK。"这样，孩子就很能接受。罗老把一些可能会让孩子哭的检查放在最后。除了技巧之外，她认为更重要的是要细心、耐心和有爱心。很多小朋友与罗老之间都建立起了感情，患儿群中流传"喉咙痛，要去找罗笑容"的歌谣。

　　罗老是一名很正直、正派的人，而好的作风也影响着整个儿科甚至医院。现在社会上大部人是为名为利，但罗老不一样。她正义感强，对名利一向很淡薄，对待病人，她没有贫富贵贱之分，从来不拿病人的一点好处。

　　对于年轻的医师，她不吝各种提示，在学术知识上带动年轻的医生们。罗老在学术上有着厚实的专业基础，对小儿呼吸道、小儿调理、保健等方面以及外感、咳嗽、哮喘等方面有着独到的见解。创立了"罗氏三花汤""罗氏苍蚕止泄方"等临床上疗效显著的方药。她的成就，不仅仅体现在医学上的成绩，更重要的是，她的个人情操以及医德医风也深刻地影响着后辈们。

　　罗老从医七十载，在平凡的工作岗位中几十年如一日，终成一代传奇。有很多患者甚至一家三代人皆是罗老医治过的。已经年过八旬的罗老仍然工作在儿科医师的岗位上，对于年过八旬的老人来说，很多人都想要过安乐的生活，但罗老却依旧为了小孩子们的身体健康而忙碌着。罗老常常说她这一辈子就是为小孩子们而生的，而她也将在这个岗位上奉献她的所有。

第二章　学术思想总论

罗笑容从业已七十载，一直为儿科医疗、教学、科研的带头人。在长期的临床实践和科研中积累了丰富的临床经验，秉承岭南中医特色，既善于清热祛湿，又重视温阳扶正，对小儿疾病的诊治总结了一套较完整的规律，尤其对小儿肺系、脾系疾病的预防及诊治具有较高造诣。特别重视中医整体观念，并注重"肺""脾"系子母关系之间疾病传变规律的研究，对脾胃与小儿疾病的关系、饮食与疾病的关系、现代医学与中医辨证的关系等亦有独特见解，坚持运用中医特色疗法，中西医结合方法诊疗儿科疾病，在同行和患者中享有较高的声誉。以下就罗笑容的学术思想及对疾病的治疗经验予以归纳与总结。

第一节　对小儿生理病理的认识

一、中医整体观

罗笑容特别重视中医整体观。"人是一个有机整体"，无论是成人还是小儿，五脏六腑互为表里，阴阳五行互根互长，人生于世间，与天、地、时密不可分，机体的代谢平衡与否，与天时的变化、地域的变迁息息相关。尤其是小儿具有"脏腑娇嫩、形气未充，……发病容易、传变迅速"的生理病理特点，脏腑的功能尚未完善，处于生发蓬勃阶段。因此脏腑间的相互依赖与制约关系比成人表现得更明显。一脏有病，很快易传他脏，一腑受邪亦很快令他脏受累；反之，本脏之病，亦可从他脏或他腑得治，所谓"见肝之病，知肝传脾，当先实脾"，正是此道理。另外，小儿患病有"易虚易实""易寒易热"的特点，这一特点更是说明了小儿脏腑疾病间相互转化的容易性。从临床可见，小儿的生理病理特点，很明显地表现于疾病过程的脏腑传变之中，很好说明了以"整体观念"来分析小儿疾病的重要性。

二、重视脾胃后天之本

脾为后天之本，历来岭南中医儿科学派就有重视脾胃之传统。"四季脾旺不受邪""脾胃虚损，诸邪遂生"，小儿的生长发育，全赖后天脾胃化生精微之气以充养；疾病的恢复依赖脾胃健运生化；先天不足要靠后天调补。罗教授十分重视小儿"脾常不足"的生理特点，处处顾及脾胃之气。小儿具有"脾常不足"的特点，饮食稍有不慎则易患脾胃疾病，营养不良主要损伤脾胃。在治疗上，偏补则壅碍气机，峻消则损脾伤正。临床健脾不在补，贵在运。正如《注解伤寒论》中言："脾，坤土也，脾助胃气消磨水谷，脾气不转，则胃中水谷不得消磨。"具有补中寓消，消中有补，补不碍滞，消不伤正者谓之"运"，寓有行、转、旋、动之义，运者运其微，故欲健脾者，皆在运脾，欲使脾健，则不在补而贵在运。善于调理脾胃者，可防微杜渐。

三、"儿为虚寒"理论

许尤佳教授在对罗笑容学术思想的传承及对小儿生理病理进一步理解的基础上，发展出新的理论——"儿为虚寒"理论。传统中医儿科认为，小儿应该是"纯阳之体"与"稚阴稚阳"的。小儿初生，如旭日初升，草木方萌，其五脏六腑处于幼稚、嫩弱阶段，但又富于生机，且有蓬勃发展之势。而儿科名家万全又将其概括为"三不足两有余"理论。他指出小儿有"肝常有余，脾常不足；心常有余，肺常不足；肾常虚"的特点。万全的这一观点，对后世儿科医家指导性很大。许尤佳在导师罗笑容的指导下，认真研究万全的学术思想，认识到万全的"三不足两有余"观点指的是小儿五脏生理功能的发育程度，其所谓"不足"与"有余"，不能理解为功能的"亏虚"与"过亢"，应理解为功能方面的不完善、不成熟。功能的不成熟，即指小儿存在"气"方面的不完善，"气"之不完善，则"阴"方面相对有余，故小儿患病多以"虚寒"表现为主，故告诫人们，临证时，当以顾护中阳之气为本，切忌过分苦寒攻伐，否则，将令原已不足之"气"更虚，致病无了期。并由此提出了"儿为虚寒"的理论。

许尤佳提出的"儿为虚寒"理论体系，特别针对的是岭南地区小儿的体质。他认为，小儿原本为肺、脾、肾常不足之体。一者喂养方面，现在生活改善，大多饲之以肥甘厚腻之物，伤及脾胃，体质愈加虚弱。正如岭南儿科先师陈复正所言："夫膏粱者，形乐气散，心荡神浮，口厌甘肥，身安华屋，颐养过厚，体质娇柔，而珠翠盈前，娇妍列侍，纵熊罴之叶梦，难桂柏以参天。"二者，岭南湿热之地，小儿体质弱而易感湿热之邪，而动辄予清热利湿之品，中伤中阳，而阳气愈加虚损。三者岭南之地多湿热，四季不甚分明，夏长而冬短，此则冬藏过短，肾主藏，冬藏不足则生发无力，肾藏之不足而常常用之，则肾阳气愈伤。此所以致儿之虚寒也。由此理论指导，在治疗上强调顾护中阳、温养脾胃的重要性。"儿为虚寒"的观点不仅用于指导临床各种病证的诊治，而且在儿童保健等诸多方面都有其应用的价值，是现代岭南儿科学术思想的重要部分。

第二节　小儿诊法

儿科素有"哑科"之称，它道出了儿科临证病史采集之困难。因此，历代医家对小儿的望诊都极为重视。早在宋代，儿科之圣钱乙就提出了"面上证"与"目内证"的望诊方法，岭南儿科先师陈复正，在其著作《幼幼集成》中对指纹的诊法也颇有见地。罗笑容教授在诊查患儿时，首推望诊，在总结前贤经验的基础上，提出了"三方综合望诊法"，并推于临床。

所谓"三方综合望诊法"，即是对面、舌、虎口指纹的综合望诊。其头面部的望诊，吸取宋代钱乙之"面上证"与"目内证"观点的长处，更强调望山根与双下眼胞的重要性；舌诊尤重视舌体的大小及色泽、舌苔的厚薄及颜色以及舌体活动情况。三关虎口指纹之望诊，遵岭南儿科先师陈复正之法。现就此三方进行分述。

面部的望诊，罗笑容教授尤为仔细。首先望神，双目有无神，哭笑的神态是否自如，看似病情重，但有神者好治，病情看似不重，但精神差者难医。再者望色，面色红为风热，面色青为寒惊，面色黄为疳积，而面色㿠白则为虚寒。

对于"面上证"，罗教授吸取了钱乙"左腮为肝，右腮为肺，额上为心，鼻为脾，颏为肾"的面部五脏所属，但更强调望山根与双下眼胞的重要性。山根者足阳明胃脉之所起；双下眼胞者，又称为气池，脾之所主也。对于山根和气池的重视，体现了罗教授重视脾胃的学术思想。李东垣云："内伤脾胃，百病由生。"小儿本为脾常不足之体，加之现在家属不识喂养，生怕小儿营养不足，大多饲之以肥甘厚腻之物，伤及脾胃。罗笑容认为，现在小儿之病，多半伤食在先，而后百病生，故正如明代万全所言"调理脾胃者，医中之王道也"。故罗笑容主任看病，必先辨脾胃之所伤，故而重视山根与气池之望诊。陈复正言"山根青黑，频逢灾异。大凡小儿脾胃无伤，则山根之脉不现，倘乳食过度，胃气抑郁，则青黑之纹，横截于山根之位"。故山根青黑者，当知胃气受损。而对于气池而言，当气池如黄如土，此木胜土复，所以真脏色见，乃脾虚肝乘之相。而气池红时，罗主任认为其乃脾胃虚寒之象，当予温脾胃；气池青紫，罗主任认为乃风邪盛之象，当予祛风；如气池紫暗，则属肾阳不足，脾阳失温煦，脾肾两虚之象。罗主任辨山根、气池，如现脾胃受损之象，必护之，无论其是否有实证，当时时顾护脾胃，罗主任认为脾胃乃治病之本。

罗主任诊病，还有一个特色就是要看"目内证"。而就"目内证"而言，罗主任吸取了钱乙的理论，即除"赤者，心热""淡红者，心虚热""青者，肝热""黄者，脾热""无精光者，肾虚"之表述之外，还提出了蓝色的主证。陈复正言"咳嗽则拖蓝可忌"，蓝者，青之渐也，由其肺气已虚，肝无所畏，木乘金位，故曰可忌。罗主任认为，目内见蓝色者，此风也，为肺脾之气虚而风邪盛所致。如见目内蓝者，当以健脾祛风为要，否则肺脾之气伤肝木乘之，气机逆乱，则愈加难治。

舌诊也是罗主任极为重视的，首先是望舌如何掌握舌的位置，罗主任认为，舌诊时舌体不能伸缩无度，不能太入，也不能太出，太入不能观察舌体的大小与舌苔的表现，太出则易致舌体过度充血，易误导为热邪偏盛的诊断，罗主任认为正确的舌诊应为口自然张开，舌体伸出于上下唇之间。舌乃心之苗，而舌苔又是胃气上蒸而成，所以罗主任认为舌最能体现心与脾胃的情况。红紫为心热，淡为脾虚，苔厚为湿滞。如舌淡胖而苔厚则为脾阳气虚而湿滞，如舌红而苔黄厚则为积久化热。罗主任常常根据舌象而灵活运用化湿消积之品，每有很好疗效。

一般认为3岁以下看指纹，3岁以上则切脉，而罗主任则认为看指纹对3岁以上儿童同样有一定的辨证意义。首先是看指纹的方法，当以大拇指侧面，推小儿食指三关，不可用指腹推。而且当从命关推向风关，不可逆推。罗氏除了吸收了陈复正的"三关定轻重、浮沉分表里、红紫辨寒热、淡滞定虚实"的观点外，还提出指纹"青色"的意义。"青色"指纹，在小儿不仅为惊风与痛证，更为"风"邪盛与"湿滞"重的表现，小儿常见指纹"青红"与"青紫"，前者为风寒，后者为风热，也可为痰湿蕴结于内。其次罗主任对一些特殊形态的指纹，也颇有心得。如指纹形态如"水"字，则表示肺脾不足，食滞脾胃，脾运失施；而水滴形的指纹则提示小儿有"疳积"的表现，乃气血不足、心脾两虚之象。

儿科虽为"哑科"，但罗主任认为，只要认真细致，掌握正确的望诊方法，小儿疾病的辨证就不难。而正确的望诊，要在掌握理论的基础上多实践。具有丰富的临床经验，才能更好地掌握望诊。

（本文原刊于《天津中医药》2016 年 5 期）

第三节 小儿治法

小儿之治法，亦可分为内治与外治。罗笑容教授一直强调，小儿并不是成人的缩影，有其自身的生理病理特点，故而治疗上又有其不同之处。相对于成人，罗教授认为小儿因为其年龄阶段的特点，内治法用药当较为清轻，味薄而好入口，以提高小儿服药的依从性；外治法则当较为轻柔，让小儿容易接受。而且小儿脏器轻灵，用药随拨随应，较轻之治疗亦符合其特点。

一、小儿内治法的特点

1. 用药轻灵，随拨随应

小儿之体质，脏器清灵。就其体质而言，《灵枢·逆顺肥瘦》说："婴儿者，其肉脆、血少、气弱。"而且小儿之病大多为新感者多见，久病沉疴者少。罗教授认为，其治疗用药上应该轻清灵活，不可过用味厚性烈之品，随拨随应。否则如吴鞠通所言："其用药也，稍呆则滞，稍重则伤，稍不对证则莫知其乡，捉风捕影，转救转剧，转去转远。"

2. 中病即止，顾护脾胃

小儿乃脾胃常虚之体，脾胃伤则百病生，所谓"脾胃虚损，诸邪遂生"。故而，罗教授更加重视顾护小儿脾胃之气。治疗疾病时力求中病即止，不可过用，以免伤及脾胃。故门诊见罗教授看病开方，少则一剂，多不过三剂，皆因小儿易虚易实，易寒易热之体，多之则伤及脾胃之正气。

3. 入药多选味薄好入口之品，提高患儿依从性

小儿由于其年龄阶段的特点，不易配合服用中药，故而罗教授开方也要顾及这个问题，提高小儿服药的依从性。常用蝉蜕、竹叶、木棉花、鸡蛋花、桑叶等味薄之品。味苦难以入口之药少用。而且因为岭南地区人们皆有煲汤饮汤之习俗，罗教授善于把中药治疗融入食疗之中，常常让家属将药与食材同煮后给小儿服用，提高了小儿服药的依从性。

4. 善用岭南草药

岭南自古就有使用草药的习惯。民间也很崇尚用煲汤来调理和养生，其中很大一部分汤料是岭南草药。草药多味薄性轻，容易入口，符合岭南儿科的用药特点，这也是罗教授喜用岭南草药的原因。常用的草药多以草本植物的花和叶为主。比如木棉花、鸡蛋花、扁豆花、素馨花、绵茵陈、布渣叶及芒果核等。

二、罗笑容常用内治法

1. 疏风解表法

疏风解表法主要用于表证，如发热、恶寒、恶风、鼻塞流涕之时，具体还分为辛温解表及辛凉解表，针对辛温解表，罗教授常用荆防败毒散加减，用药如荆芥、防风、紫苏叶、桔梗、生姜及白芷等；辛凉解表则常用银翘散加减，用药如连翘、薄荷、青天葵、桑叶、蝉蜕、牛蒡子及桔梗等。

2. 宣肺止咳法

宣肺止咳法主要用于治疗咳嗽，而且多是在咳嗽早期。罗教授认为咳嗽之证，大抵先伤肺，后伤脾。伤肺则气不宣，而作咳；伤脾则痰不化，而作嗽。故治疗上有所侧重和不同。早期以治肺，治以宣肺止咳法，常用桑菊饮、止嗽散、杏苏散等方加减，常用药物如北杏仁、前胡、白前、桔梗、枳壳、紫苏梗、紫菀及百部等。

3. 化痰止咳法

对于咳嗽后期有痰而咳嗽者，则用化痰止咳之法。但较之成人，罗教授认为化痰贵在运脾而不要燥湿，对于小儿来说太燥则易生热。她用于化痰止咳的方有参苏饮、二陈汤、温胆汤及异功散等，常用药物有橘红、法半夏、茯苓、枳壳、木香、枇杷叶、地龙干、竹茹及浙贝母等。

4. 清热解毒法

岭南地区本来就为湿热常盛之地，特别是热邪，小儿又为纯阳之体，体内阳气不够稳定，故而临床上热性病亦常见，如大头瘟、痰火核、乳蛾等热毒炽盛的疾病亦不少见，所以临床上清热解毒亦是常用之法。常用之药如黄连、黄芩、蒲公英、板蓝根等。苦寒之品多败脾胃，罗教授强调一定要中病即止，不可过用苦寒，要时时顾护脾胃之气。

5. 消食导滞法

罗教授认为消食导滞法是儿科最常用的方法，因为小儿无论什么疾病，由于其脾常不足的特点，最容易出现的问题就是夹积夹滞，所以对于儿科医生来说，消食导滞法是基本功。对于消食导滞药物的运用，又因病情而有不同。常用的药物有谷芽、麦芽、山楂、神曲、鸡内金、芒果核及布渣叶等。

6. 健脾益气法

小儿本是脾常不足之体，而生长发育的需求旺盛，此二者之间存在着矛盾，故常常导致脾气之耗伤。因此健脾益气也是常用之法，用方如七味白术散、四君子汤和补中益气汤等。

7. 升气壮阳法

升气壮阳法是以罗教授的学术传承人许尤佳以"儿为虚寒"理论为指导思想所提出的治疗大法，对临床上常见的气虚、阳虚等正气虚损的病证疗效显著。该法主要运用于哮喘、过敏性鼻炎、遗尿及汗证等。所谓"升气壮阳"法，"升气"意在提升健脾益气功效，也指升提元阳之气以温熏脾阳；"壮阳"指能补益肾元，壮先天之本，意在壮阳以治下元之虚寒，扭转其虚寒体质，巩固先后天之本。

8. 培元补肾法

小儿肾常不足，可见遗尿、五迟五软等病证，故而小儿治法中培元补肾法也常用，又分肾阳不足与肾阴之不足。肾阳不足者常用金匮肾气丸、菟丝子散、缩泉丸、桑螵蛸散等，肾阴不足者常用六味地黄丸等。

9. 通下法

小儿容易饮食不节，作息失调而出现大便不通之证，急性大便不通伴腹痛以实证为主，当以急下之；而更常见的是慢性便秘，则多为虚实夹杂，虚证以气虚与津亏为主，实证以湿热、气滞及食积等为主。常用通便的方剂有增液承气汤、枳实导滞丸、麻子仁丸及五仁丸等。

三、小儿外治法

小儿外治法还是比较常用的，内服药大多比较难以入口，而小儿推拿、药物泡脚、穴位贴敷等外治法小儿较容易接受，且有很好的疗效。

小儿推拿疗法是罗教授最常用的外治法。岭南医师历来就有重视推拿疗法的传统。晋代罗浮山的葛洪提出"捏脊"，随后清代岭南医家陈复正在《幼幼集成》中记载了"通脉法"，名称不同，但实质却一，再到近代的杜明昭，他对于小儿推拿十分重视，尤其推崇捏脊疗法，对于小儿疳积，或进食差、营养不良、夜间睡眠差、夜啼的小儿疗效明显。

罗教授继承并发展了杜明昭的推拿理论。首先对于捏脊的手法，她强调一定要按拇指在前，食指在后的手法进行，这样能保证捏脊的力度，一般在晨起进行，以皮肤稍红为度。

其次是运用抑木扶土法治疗小儿厌食、小儿夜啼及多发性抽动症等。"抑木"是通过清肝经手法调达"肝常有余"，即疏解相对偏旺之肝气；"扶土"则是通过运脾补小儿之"脾常不足"。小儿脾胃不足乃其生长发育过程中的相对不足，与成人脾胃虚弱不同，小儿生机蓬勃，这种虚的状态相对较易恢复，治疗须遵循"脾以运为健，胃以通为补"的原则，促进脾胃功能恢复。制肝之用，而脾有所养，肝脾功能协调则气血生化、运行正常；其他配穴可通调肝、脾二经之经气；诸穴合用，共奏"抑木扶土、培土"之效。常用于治疗多发性抽动症的扶土抑木推拿法包括补脾经、清肝经、清胃经、运内八卦、揉板门、掐揉四横纹、分腹阴阳、推中脘、摩腹、按揉足三里、捏脊等。

临床上证实小儿推拿在肺系疾病（感冒、咳嗽、反复呼吸道感染）、脾系疾病（厌食、泄泻、腹痛、积滞），还有遗尿、小儿鼾证、多发性抽动症、黄疸（新生儿黄疸）、儿童预防保健等方面均有较好疗效，通过小儿推拿调燮阴阳、补泻五脏起到防病治病的作用。

其他外治法如中药泡脚、耳穴压豆、中药贴敷等也是小儿常见的外治法。如治疗小儿遗尿症时，罗教授会让家属在小儿睡前用生姜水泡脚以温下元。根据不同的疾病使用不同的中药沐足配方予以泡脚，起到辅助治疗的作用。耳穴压豆则是用王不留行根据患儿病情选取相应耳穴予以治疗，对于多发性抽动症、多动症、遗尿症等有较好的效果。中药贴敷则是用生姜汁、醋或蜂蜜等调和中药配方，选取穴位进行贴敷治疗，临床上常用于治疗小儿水肿病、咳嗽、哮喘等病证。

外治法与内治法各有其特点及优势，罗教授认为这些中医治法皆不可偏颇，因病因证，还有根据小儿的接受程度，选取合适的治疗方法。

第四节　四时调护

罗笑容教授重视中医的整体观，她认为"人是一个有机整体"，而人生天地间，属于自然的一部分，故也应当与自然界融为一个整体。对于小儿来说，也是一样的。故强调四时调护，顺应自然，主要从衣、食、住、行等各个方面进行合理的调理，小儿才能健康正常的生长。而其中最为强调的就是饮食调护。

首先，对于衣着来说，很多家长害怕孩子受凉，常常给孩子穿很多衣服，即使是在岭南如此湿热之地也如此，而怕热又很少带小儿出门。然正如唐代的孙思邈言："天和暖无风之时，令母将儿抱日中嬉戏，数令见风日，则血凝气刚，肌肉牢密，堪耐风寒，不致疾病。若常藏于帏帐之内，重衣温暖，譬如阴地之草木，不见风日，软脆而不任风寒。"可见常常给小儿着衣太厚，则令小儿软脆而不任风寒，就现代观点来说则是其免疫力低。故可见要提高小儿免疫力，则不可着衣太厚，并当适当见风日。就像在风雨中的小树苗，才能长成大树。

其次，在住方面，罗教授主要强调的是起居的合理安排。出生时的小儿没有很好的生活规律，进食睡眠皆顺其自然。但到了一定的时期，就要养成小儿良好的生活规律，建立起良好的生物钟。现代生活不比古时，主要表现在夜生活的丰富上。古时之人日出而作，日落而息，有良好的生活作息规律。而今之人，或由工作，或由兴趣，常常很晚才睡，作息不规律而影响至小儿，三餐不定时，晚睡甚至熬夜，严重影响小儿良好生活习惯的形成，生活不规律对小儿的影响较成人更甚。故罗教授强调，在起居方面，一定要有时，切不可放纵。主要强调三餐定时，而夜间早睡。研究表明，小儿身高、体重等的发育主要集中在晚上，故良好的睡眠是正常生长发育必要的保证。而白天睡不睡，睡多久，罗教授认为主要看小儿的精神状况，如果精神佳，不睡亦可。罗笑容还强调晒太阳的重要性。人体内的维生素 D 主要是皮肤在阳光照射下由皮肤中的 7-脱氢胆固醇转化而成，而外源性的其实是少量的，故适当的日光浴是必需的。晒太阳时不可隔着玻璃，可以选在树荫之下，通过太阳光折射来晒。

再次，在行方面，罗教授强调的是合理的体育锻炼。很多家长带小孩来看门诊，都会问小儿体质差，需要吃什么、喝什么汤进行调理，然而他们其实忽视了很重要的一个方面，那就是体育锻炼。小儿要德、智、体、美、劳全面发展，而现代教育过分地强调了智的发展，而忽视了其他方面的发展。合理的体育锻炼可以强壮小儿的体魄，从而提高小儿的体质。很多家属说，运动就不用担心了，小孩子在家里就没有停过，然而调皮多动并不等于运动。罗教授强调，体育锻炼要讲形式，不可过分剧烈，而最好选择需要一定耐力的运动。武术、舞蹈、游泳、跑步等皆可，但贵在坚持。而选择小儿感兴趣的体育活动最好，既可提高其运动成效，又能使其更好地坚持。

最后，罗教授最为强调的就是饮食调护。正如《幼科发挥》中所言："调理脾胃者，医中之王道也；节戒饮食者，却病之良方也。"饮食调护不仅在日常小儿保健中有重要作用，在一些疾病的治疗过程中也有作用。例如，一个感受风寒的小儿，如果在治疗过程中还在进食寒凉的食物，那对疾病的治疗就有负面的作用。那么在日常生活中如何进行正确的饮食调护呢？首先是节制饮食。元代曾世荣说"四时欲得小儿安，常须两分饥与寒"，宋代的陈文忠也提出"忍三分寒，吃七分饱"的观点。可以看出，历代医家皆提出要节制饮食，不可过饱。罗教授也赞同历代医家的观点，她认为小儿大部分的疾病皆先饮食所伤，脾胃受损，正气不足，之后才感受外邪而致病。所以节制饮食就现代来讲其实就是提高免疫力。而世人所言"热气"大多是饮食积滞，积久化热。故消食导滞是平时小儿保健中最重要的保健方法。而在日常饮食中，还要适当了解食物的性质，至少要分清寒性食物还是温性食物。儿科之圣钱乙提出小儿"五脏六腑，成而未全，全而未壮""脏腑柔弱，易虚易实，易寒易热"的观点，指出小儿体质一是娇柔，二是易变。所以在饮食中一是不能过于寒凉，寒凉则败胃伤正，不适于小儿娇柔之体；其次是当辨证予以膳食，因为小儿寒热易变，故当根据小儿当时的情况予以分析，给予适当的饮食。所以了解食物的性质是很重要的，正确的饮食指导是小儿健康成长的关键。

第三章 诊疗经验各论

第一节 小儿发热的诊治经验

《幼幼集成·发热证治》曰："今以小儿发热，分为四大证：一曰表热，一曰里热，一曰虚热，一曰实热，表里虚实既明，则大纲在手，然后逐证辨认……以上四热为纲，其下杂证为目，有纲有目，小儿热可辨。"临床上发热包括外感发热和内伤发热两大类，本书只对罗笑容教授治疗外感发热的经验作简要概述。罗教授认为发热一证，与小儿的纯阳理论关系密切，正如叶天士《幼科要略》言"襁褓小儿，体属纯阳，所患热病最多"，加之岭南气候炎热，易感热病。罗教授治疗发热多从肺脾二脏入手，常选用轻宣发表之剂，并同时兼顾岭南湿重特点，注重化解湿邪、清解透热等，从而获取良好的治疗效果。

一、病因病机

外感发热的病因不外乎内外两端。罗教授认为发热内因责之于肺脾二脏不足，营阴受损，卫阳不能固其外，营阴不能守其内，阴阳失调。《温病条辨·辨儿难》认为小儿"脏腑薄，藩篱疏，易于传变；肌肤嫩，神气怯，易于感触"。肺主气，司呼吸，外合皮毛，布卫气于体表。营卫之气能"温分肉，充皮肤，肥腠理，司开阖"，肺卫之气不足，易感外邪。"胃为卫之本，脾为营之源"，小儿脾常不足，若脾胃运化失司，营卫不和，则抵御外邪之力下降；胃气不足，肌腠疏松，卫气在外与邪争，亦会引起发热。同时，《诸病源候论》中提到"小儿气血脆弱，病易动变，证候百端"，发热过高过久，极易传变，热势嚣张而出现热盛动风，肝经实热，易见惊惕、烦躁，甚则抽搐；或因温毒深陷营血，涉及心肝两经，出现烦躁谵妄、睡眠不安等，甚者表现为肢瘫。外因以外感六淫为主，六淫之邪可单独侵犯人体，但多合邪为患。"风为百病之长"，尤以风邪夹他邪感人为多。此外，陈昭遇在《太平圣惠方》中提到："夫岭南土地卑湿，气候不同，夏则炎毒郁蒸，冬则温暖无雪，风湿之气易于伤人。"岭南湿邪较盛，湿易困脾，其独特的自然气候、地理环境酿成岭南人的特定体质，治疗时常需加入祛湿之品。

二、辨 证 论 治

发热辨证，首辨外感与内伤。外感发热为邪气侵袭，是正邪抗争的表现，治疗以祛邪为主。对于小儿外感发热的临床辨证，根据病情的不同，可分为以下几种证型。

1. 常证

（1）风寒发热证：临床多见发热轻，但恶寒重，无汗，伴头痛身痛，鼻塞清涕等，舌淡红苔薄白，脉浮紧，指纹浮红。治法：辛温解表，宣肺散寒。常用荆防败毒散加减。

（2）风热发热证：临床多见身热较著，恶寒较轻，微恶风，面赤咽红，口干而渴，舌边尖红，苔薄黄，脉浮数，指纹青紫。治法：辛凉解表，清热宣肺。常用银翘散加减。药用金银花、连翘、淡竹叶、牛蒡子、荆芥穗、薄荷、桔梗、芦根、甘草。发热重，加青天葵、栀子等；痰黄稠不易咳出，加瓜蒌皮、浙贝母等；口渴甚，加天花粉。

（3）暑湿发热证：临床多见发热，肢体酸重或疼痛，头重如裹，心烦口渴，口中黏腻，小便短赤，大便溏，舌淡红，苔厚腻，脉濡数，指纹沉滞。治法：清暑祛湿解表。常用新加香薷饮加减。药用金银花、连翘、香薷、鲜芦根等。

暑热重者，常伴有壮热心烦，唇红面赤，烦躁难寐，舌红少津等症状，可加黄芩、黄连、山栀、青蒿等清解暑热。

胃肠积热者，常伴有口臭、纳呆等症状，可加入谷芽、神曲、山楂、鸡内金等消食导滞之品；腹痛、腹泻者，加鸡蛋花清热利湿。

（4）表寒里热证：临床多见身热增重，恶寒较轻，无汗头痛，心烦不寐，舌尖边红，苔薄黄或白，脉浮数，指纹浮紫。治宜辛凉解肌，清泄里热，常用柴葛解肌汤加减。药用柴胡、葛根、白芷、桔梗、羌活、石膏、黄芩、白芍、甘草、大枣、生姜。小便黄赤者，加生地、木通、淡竹叶等。

（5）阳明实热证：临床多见壮热汗出，恶热，面赤咽痛，烦渴欲饮，大便秘结，舌红，苔黄腻，脉洪大有力，指纹紫红。治宜清气泄热通腑，常用白虎汤加减，药用石膏、知母、甘草、粳米。便秘甚者加生大黄（后下）、玄明粉（冲服）等。

2. 变证

（1）热陷心包证：临床多见高热烦躁，神昏谵语，口干舌燥，舌色绛，脉细数。治宜清热开窍，豁痰解毒，方用安宫牛黄丸。

（2）高热夹惊证：临床多见高热烦躁，惊惕哭闹，夜寐欠安，甚至抽搐惊厥，舌绛而干，脉弦数。治宜息风清热，镇惊平肝。在疏风解表的基础上，可用镇惊丸加减，辨证用药上可加羚羊角粉、钩藤、地龙等。

罗教授认为，小儿外感发热以风热及外寒里热居多，治疗不仅要清，尤需要透，还要注意顾护脾胃，总的来说就是清透并举。并强调，小儿为纯阳之体，发热具有病情发展迅速、病势重等特征，临床治疗小儿发热必须追求"速"，药先于证，挫病势于萌芽之时，挽病机于未成之际。在解表的同时做好清热工作，不可与成年人发热一视同仁地进行，否则极易发生惊厥、昏迷等症状；如高热烦渴明显，及时食用紫雪丹。

三、用 药 特 点

罗教授从事儿科临床工作多年，积累了丰富的临床经验。在处方用药方面有着独到的见解，主要特点如下。

1. 巧用药对

（1）杭菊花配连翘：杭菊花和连翘均味辛凉而质轻清，有"轻以去实"之能，既可清热，又可疏透在表之邪，使邪从表散，即吴鞠通所言"取其辛凉达肺经之表，纯从外走"之意。罗教授治疗发热提倡清透并举，尤喜用此二药。另外，温病过程中邪易蕴成毒，二者均有散热解毒之效。

（2）地骨皮配桑白皮：二者均性甘寒，可入肺而除肺热、平咳喘。桑白皮质润以润燥，辛以泻肺，偏入气分，主祛肺中邪热；地骨皮质轻而性寒，质轻以祛实，寒以胜热，善入血分，取其泻肺清热的作用。二药相伍，相须为用，一气一血，具有清肺热而不伤阴，护阴液而不致恋邪的特点。

（3）黄芩配知母：《扁鹊心书·小儿咳嗽》云："咳而面赤属上焦实热者，宜用知母黄芩。"二者都有清热泻火的功效，用于外感热病，高热烦渴，肺热燥咳。

（4）蝉蜕配薄荷：蝉蜕轻清灵透，可疏达清阳，涤热散风解毒；薄荷辛凉解表，协透邪外达。两药口感皆好，且轻清透邪，符合小儿特点，实为疏散风热常用之配对。

（5）淡竹叶配芦根：可用于治疗热病伤津，心烦口渴。二者性寒味甘淡，性不滋腻，可生津而不恋邪，凡温病热恋卫、气，或热病后如有伤津口渴的证候，都可应用。

（6）青天葵和蒲公英：二者均有清热解毒、消肿散结功效。蒲公英被誉为天然的消炎药，而青天葵用于卫、气分热，高热患者久热不退。

2. 顾护脾胃

脾胃乃后天之本，可运化水谷精微，是气血化生之源。小儿脾常不足，外感邪气易犯中焦而影响运化功能，关系肺肾二气的盛衰，直接影响机体抵御外邪及驱邪外出的能力。明代医家万全提到"如五脏有病，或泻或补，慎勿犯胃气"，罗教授倡导用药均应顾护脾胃之气，处方用药时佐以理气健脾和胃之品，以达到安内攘外之目的。

3. 中病即止

小儿纯阳之体包含了生机蓬勃，发育迅速，脏气清灵，易趋康复的含义。《景岳全书·小儿则》说："其脏气清灵随拨随应，但能确得其本而撮取之，则一药可愈，非若男妇损伤、积痼痴顽者之比。"罗教授强调小儿脏腑娇嫩，形气未充，处方宜轻巧灵活，慎用攻伐。攻逐清解之品最易伤人正气，《儿科要略·变蒸》中曰："盖小儿脏腑娇嫩，不耐过剂之药，若投药中病，则体力恢复甚易，轻微小恙，自必退除。"苦寒清热药应中病即止，或衰其大半而止，以顾护脾胃，对于大苦大寒、大辛大热及峻烈重坠之品，尤当审慎。

4. 防微杜渐

高热患儿极易出现抽搐的情况，但凡有肝热之象，罗教授喜用钩藤、地龙干或羚羊角粉等，取其清热平肝、息风定惊之意，以防抽搐之象。

5. 用药从简、便、速

罗教授认为小儿脏器清灵，只要择药得当，多可随拨随应，迅速康复，故提倡用药简、验、廉、便，使效如桴鼓。同时，小儿服药的依从性不一，罗教授遣方用药多选用茯苓、苏叶、枇杷叶、荷叶、鸡蛋花等气味平淡之品，口感较好，患儿易于接受。巧用中药颗粒配方亦是罗教授用药的一大特点，发热为急症，罗教授认为中药颗粒获取快速，随冲随饮，大大提高了患儿服药的依从性，深受患儿家长的欢迎。

6. 不宜滋补

外感发热多为表证，《伤寒括要》中曰："以内症多者，是内伤重于外感，补养为先。外症多者，是外感重于内伤，解散为急。"又程钟龄论道："若其人本体素虚，而客邪初至，病势方张，若骤补之，未免闭门留寇。"指出外邪刚盛之时不宜补益，否则易致闭门留寇，外邪难驱。罗教授认为，即使是一些虚证，也不必急于滋补，而应选用质轻味薄之品，合于脏气方能气血调和，利于正气恢复。

7. 结合地区特点，注重化解湿邪

岭南地处南方，《素问·异法方宜论》中记载"南方者，天地所长养，阳之所盛处也。其地下，水土弱，雾露之所聚也"，《岭南卫生方》提到"则居其间者，宜其多寒热疾也"，因而岭南地区多见湿热、暑湿天气。患儿免疫力低，外感发热时常夹有湿邪。湿邪黏腻阻滞，易留恋热邪，《温病条辨》中提到"徒清热则湿不退，徒祛湿则热愈炽"，罗教授结合岭南地区特点，遣方用药时常加入火炭母、扁豆花、鸡蛋花等清热利湿之品，使湿去热孤而后清热。

8. 结合推拿、刺络放血、外洗等外治法联合退热

小儿脏腑成而未全，全而未壮，部分患儿对药物的功伐表现出不耐受，且受年龄所限，很多小患儿尚不能饮用中药，中医外治法在此发挥了很大的作用。罗教授认为中医外治法对小儿退热效果极佳，推拿中的清天河水、退六腑、清肺平肝、拿列缺、提捏大椎是常用的退热手法，并可配合外洗擦浴（如外感风热时用荆芥穗、薄荷、青蒿粉末沐足，起解表清热之效）、点刺放血（双耳尖、少商）、刮痧（颈后三项游走罐，适用于6月龄以上儿童）等，能够迅速缓解发热、怕冷等症状，取得较为满意的退热效果。

发热虽为急，一如轻手挥去，实是因为其已达到"飞花摘叶"的境界。罗教授认为纯阳理论在小儿发热的生理、病理及辨证论治方面都有重要的指导意义，主张儿科用药一定要中病即止，顾护脾胃，择药得当，则邪去正复。

四、饮食与调护

发热易影响小儿脾胃运化功能，原因有三：①发热期间，机体新陈代谢加快，体内水分消耗快，小儿对营养物质的需求增多，脾胃负担加重；②消化液减少，胃肠蠕动减慢，加之活动减少，极易出现纳呆、便秘等消化功能减弱表现，反向影响脾胃功能；③小儿脾本不足，较成人容易出现内伤饮食，损伤脾胃。因此，小儿发热期间及热退后的饮食调护更为重要。罗教授认为，饮食方面可归结为三忌三宜。三忌，忌食生冷、忌食辛辣、忌食甜腻；三宜，宜多饮温水、宜清淡饮食、宜少量多餐（每日6～7次为宜）。

（一）发热期间的饮食

1. 米汤

将大米煮烂去渣，加入少许白糖或盐调味。米汤清淡，水分足，易消化，益胃气。

2. 素菜粥

青菜洗净，与大米共煲粥。起辅助退热之效。

3. 绿豆汤

将绿豆煮烂，加入适量冰糖。绿豆有清热解毒之效，小儿食用绿豆汤后可起到退热、补充营养、排出体内毒素的作用。

4. 生姜红糖水

水沸放入白葱头和生姜煮 15 分钟，加入红砂糖适量调味。3 岁以上小儿，辨证为风寒发热，在发热同时伴有恶寒寒战、喷嚏流涕等症状时，可予生姜红糖水温服祛风散寒、提升阳气，将寒邪自体内散出来。

5. 芦根甘蔗水

芦根、竹蔗、马蹄浸泡 30 分钟后，加水煮沸，文火再煮 30 分钟即可。3 岁以上小儿，辨证为风热发热，在发热同时伴有咽部肿痛症状时，可予芦根甘蔗水温服，起清热生津之用。

6. 鸡蛋羹

将 1~2 个鸡蛋打匀，加入适量温水，蒸熟后让小儿食用。鸡蛋羹易消化吸收，还可补充蛋白质。

7. 鲜梨汁

发热伴有咳嗽的孩子，可服用鲜梨汁，其具有清热润肺止咳的作用。若热退后早晚咳嗽多，则谨慎用之，因这种咳嗽多为寒性咳嗽。

8. 鲜苹果汁

苹果汁中含有大量维生素 C，既能补充孩子体内的营养需求，又可以中和孩子体内的毒素。

（二）发热退后的调护

发热易耗气伤津，影响脾胃运化功能；此外，岭南居于暑湿邪盛之地，更易困脾耗津，因而发热后更应注重调护脾胃、滋阴生津。

1.饮食方面

《诸病源候论·热病候》指出："烦热病新瘥后，不宜于急食猪肉及肠血肥鱼等脂腻过多之物，因热病新瘥，胃气尚虚弱，不能消化，必结热复病。"病后脾胃虚弱，米粥对脾胃恢复尤为有益，怀山药、粳米煲稀粥等为养胃滋阴之良品，次进糜粥，逐步搭配其他食材；同时适量进食新鲜蔬果，补充水分。

2.其他方面

适量户外运动，可有助于孩子恢复体力；同时少去人群密集的公共场所游玩，降低孩子再次受邪的风险。

第二节 小儿咳嗽的诊治经验

《黄帝内经》言："五脏六腑皆令人咳，非独肺也。"罗笑容教授认为咳嗽一证，虽有五脏咳，但当以肺脾二脏受损所致的咳嗽为多见，正如陈复正所言："凡有声无痰谓之咳，肺气伤也；有痰无声谓之嗽，脾湿动也；有声有痰谓之咳嗽，初伤于肺，继动脾湿也。"罗教授擅治咳嗽，"脾为生痰之源，肺为贮痰之器"，故立足于肺脾二脏，辨证为肺之宣肃失司及脾之运化失司，用药轻灵而不呆滞，以恢复肺脾正常机能，从而痰清咳止。

一、病因病机

《景岳全书·咳嗽》指出："咳嗽之要，止惟二证，何为二证？一曰外感，一曰内伤而尽之矣。"然因小儿肺脾常有不足，肺为五脏六腑之华盖，主表，外合皮毛，外邪侵袭，首先犯肺，肺为娇脏，受邪易致失宣肃；脾位居中焦，喜燥恶湿，常因饮食不节、不洁而致脾胃受损，令其运化失健，故小儿卫表不固、内伤饮食的表现更为突出。从临床观察看，脾失健运，湿滞内蕴之时，肺脏极易受邪，常表现出表里同病之证，咳嗽一证虽为肺系病证，但常与脾脏相关，正所谓"母病及子"。所以，对咳嗽病证的治疗，多从肺脾二脏入手，认真分析二脏所属证候之偏盛，用药有所侧重。罗教授对于咳嗽的总结认为，咳嗽大抵先伤肺，后伤脾。伤肺则气不宣，而作咳；伤脾则痰不化，而作嗽。

二、临证心得

（1）注意咳嗽之病程长短，新咳多为实，久咳常虚或虚中夹实；偶咳不止且顽痰难除者，常为虚寒之体，本虚标实之证，治当以调本为主，化痰止咳为辅才能奏效。

（2）注意咳嗽时间性。晨起咳盛为风咳，治当重视祛风；早晚咳频为寒咳，治当温肺散寒；白天咳频为热邪偏盛，治当清肺利咽；昼夜均咳者为寒热夹杂之证，治当寒温并用。

（3）注意咳嗽性质。干咳少痰者，润肺止咳；咳嗽痰多者，温化痰饮，或清热化痰，或燥湿化痰。

（4）注意其他伴随症状。咽痒而咳为风盛；咽喉红赤者为内热也；发热为肺热也；鼻塞流清涕者为外感风寒或脾虚蕴湿也。

（5）注意兼夹证。夹食积者，宣肺止咳，消食化痰；夹惊者，宣肺止咳，镇惊化痰。

总之，对咳嗽的治疗，应时刻不忘急则治标，缓则治本，中病即止，以此临证，多收奇效。

三、辨 证 分 型

（一）肺之宣肃失司

肺之宣肃失司常见于疾病急性期，其病位主要在气道与肺络，其咳嗽产生的机理为肺之宣肃失司。治疗应采用宣发与肃降并施之法，以合肺一呼一吸，一升一降的呼吸之机。就八纲辨证而言，以实证为主，临床当辨寒热。

1. 寒咳

症状：外感风寒，咳嗽痰鸣，临床可见咳嗽频作，痰声不爽，恶寒发热，鼻塞或流清涕，腠闭而无汗，舌苔薄白，脉浮紧。

治法：疏风散寒，宣降肺气，化痰止咳。

方药：止嗽散合二陈汤加减（苏梗、法半夏、橘红、芒果核、款冬花、紫菀、茯苓、柿蒂、北杏仁、枇杷叶、甘草）。

方药分析：止嗽散合二陈汤略疏肌表，宣肺止咳，健脾化痰。罗教授认为本方温润和平，无攻击过当之虞，却有启门驱贼之势。方药以苏梗解表行气，款冬花、紫菀润肺止咳，法半夏、橘红以化痰止咳，茯苓健脾渗湿，芒果核消积化痰，枇杷叶合柿蒂、北杏仁以降肺气，甘草以和中，以达肺脾同治。

2. 热咳

症状：小儿外感风热，或素有肺热而又感风邪，临床可见发热咳嗽，咽红口渴，汗出不畅，脉数，舌苔薄黄，舌边尖红。

治法：清热化痰，宣降肺气，疏风止咳。

方药：自拟四皮饮加减（苏梗、黄芩、桑白皮、浙贝母、瓜蒌皮、地骨皮、北杏仁、葶苈子、枇杷叶、甘草）。

方药分析：自拟四皮饮清热化痰，宣降肺气，疏风止咳。罗教授认为本方清润温和。方药以苏梗解表行气，黄芩、瓜蒌皮、浙贝母清热化痰，桑白皮合葶苈子、地骨皮以泻肺热，枇杷叶合北杏仁宣降肺气，甘草以和中，以达肺脾同治。

临证加减

若鼻塞恶寒表证明显者，易苏梗为苏叶，加防风。

风寒表证较重者，应炙麻黄、桂枝、细辛同用。

风寒表证轻者，苏叶或苏子即可。

兼见大便秘结者，加制大黄，重者用生大黄（后下）泻下通便。

咽痛声哑加射干、牛蒡子。

咳嗽较频，则加杏仁、浙贝母、款冬花；痰浊黏滞，可加竹茹、厚朴、瓜蒌仁等。

咽痒呛咳，加用百部、桔梗、前胡等。

痰壅盛者，加法半夏、橘红、葶苈子。

大便稀溏者，可加用葛根、诃子、煅牡蛎。

若舌苔厚腻，痰黏食少，加莱菔子、炒二芽、芒果核。

（二）脾之运化失司

脾之运化失司常见于疾病恢复期，其病变主要在脾。疾病后期，小儿神志未发，多不会咯痰，因此造成小儿之痰饮难消难化，时常壅于喉部、呼噜作响，咯吐不出，片刻咽下，随之喉中痰鸣又起。痰湿阻滞脾胃，导致脾难运化。就八纲辨证而言，以虚实夹杂为多见。

治法：健脾益气，化痰止咳。

方药：二陈汤合四君子汤加减（法半夏、橘红、茯苓、紫苏叶、桔梗、苦杏仁、太子参、白术、甘草）。

方药分析：二陈汤合四君子汤益气化痰，健脾养肺。"脾为生痰之源，肺为贮痰之器"，罗教授认为咳嗽缓解期须在健脾益肺的基础上，不忘益气化痰，二陈汤中陈皮偏燥，常以橘红易陈皮以减少温燥之性，另外加上桔梗、杏仁宣降肺气，以达肺脾同治。

临证加减

兼食积者，加用炒莱菔子、焦三仙。

兼夹惊者，加钩藤、煅牡蛎、天竹黄、胆南星。

四、用 药 特 色

1. 宣降肺气药的运用

宣发肺气，以麻黄、桔梗、桑叶、薄荷等为好，肃降肺气以杏仁、炙枇杷叶、旋覆花、芦根、前胡等为佳，宣肃之药配伍同用，和于肺自然呼吸之气，可以达到事半功倍之效。例如，炙麻黄配杏仁、炙麻黄配炙枇杷叶、桑叶配炙枇杷叶、薄荷配前胡等，均可起到宣肃肺气，缓解咳嗽之妙用。

2. 用药温和

忌清热太过或温燥太过，罗教授更为常用的解表药是苏梗及苏叶。紫苏辛温行散，能发散风寒、宣肺止咳。细分来说，则苏叶以解表为强而苏梗则行气之效佳；故咳嗽而无气喘之时，若有鼻塞流涕等肺卫表证之时，常用苏叶，而无卫表之证时则常用苏梗。

3. 温燥药的运用

临证少用温燥药，但当寒邪闭表时，用麻黄、细辛、桂枝等以宣肺开表。麻黄能解表散寒，又能开宣肺气，但其药力强，体弱者常不能受之，故罗教授只对咳嗽伴有气喘的患儿用麻黄，而且无论寒热皆用之。如患儿兼有恶寒、发热等卫表证，则予生麻黄；如患儿仅有气喘而无卫表证，则予以炙麻黄。麻黄伍用杏仁、白果、葶苈子、苏子等降气平喘之药，一降一宣，和于肺自然呼吸之气，平喘之效更佳。同时要根据地理、季节、气候、年龄等方面的差异，调整好用量。用量太小，咳喘难平；用量太大，患儿难于承受。一般以 3～6g 为宜。

4. 清解肺热药的运用

清解肺热药首选黄芩、桔梗、芦根、生石膏。黄芩苦寒，可大泻肺热，如伴高热之时用量宜足，方不至于犯杯水车薪之误；桔梗具有清肺热，解毒排脓之功；芦根具有清肺之热，利肺中之湿气之能；生石膏可以大清肺热。但黄芩、生石膏应用宜慎重，以防损伤小儿生生之阳气，影响小儿病后身体的康复。

5. 敛肺止咳药的运用

咳不止者，应酌加具有良好止咳、镇咳作用的药物。一般可加五味子、炙枇杷叶，五味子为止咳之圣药，敛肺止咳，可以用于各种咳嗽；炙枇杷叶降气止咳，可用于各种类型小儿肺炎的咳嗽。罂粟壳有良好的镇咳功效，年龄偏大而咳嗽确属剧烈难平者，可临时用之，不可久用，以防成瘾，年龄小者禁用。咳久者，可加炙百部，有较好的止咳功效。

6. 通腑泻热药的运用

通腑泻热药在有气逆腑实证时用之，常可收到良好的平喘退热之功效。常用者如生大黄（后下）、元明粉（冲服）、番泻叶等。但不宜过用，过用则伤正气。腑实证不是很重时，用制大黄即可。风寒闭肺证，尽量不用泻下之品，以防引邪深入。

7. 化痰药的运用

化痰之药根据痰之属寒属热之不同而有所不同。清化热痰以天竹黄、鲜竹沥水为佳，以贝母为好，早期用浙贝母以清热散结，中、后期则用川贝母滋阴清热；温化寒痰以细辛、紫菀、款冬花为要；大便秘结者，以瓜蒌化痰通便；便稀溏，甚则泻下者，以诃子、马兜铃为妙。

五、调理与食疗

1. 要点

（1）咳嗽之症责之于肺脾，瘥后胃肠失其消化之力，最易生积，此时宜饮食清淡，少食多餐，待热退舌净无苔，方可渐进粥饮汤，循序渐进。

（2）疾病初发时，饮食一般不宜过饱，不宜过补，更不宜饮食生冷、寒凉之品，比如冰激淋、水果等。

（3）避风寒，整居处，适寒温，定卧起，适度锻炼。

2. 咳嗽食疗方

（1）陈皮粥：大米 50g、陈皮 5g，共煮成烂粥食用，用于风寒咳嗽。

（2）腐竹粥：腐竹 100g、大米 50g，共煲成稀烂粥食用，用于风热咳嗽。

（3）皮蛋瘦肉粥：皮蛋 1 个、瘦肉 100g、大米 75g，共煲成稀烂粥食用，可用于本证各型。

（4）陈皮白果薏米粥：陈皮 5g、白果 5 个、生薏仁 30g、大米 50g，共煲成粥，用于痰湿型。

（5）生菜瘦肉粥：生菜 150g、瘦肉 100g、大米 75g，共煲成粥食用，用于风热型、痰热型。

（6）芫荽鱼片汤：芫荽 25g、鱼片 50g，共煮成汤食用，用于痰热型。

（7）西洋参 3g、红参 5g、瘦肉 50g，共煲成汤，用于气虚型。

（8）太子参 10g、兔肉 250g，共煲成汤饮用，用于阴虚燥咳。

第三节　小儿哮喘的诊治经验

《医学正传》曰："喘促喉中如水鸡声者谓之哮，气促而连续不能以息者谓之喘。"哮喘为小儿常见的慢性呼吸系统疾病之一，虽为常证，却常令临床医师头痛，因其常反复发作，给患儿及其家属造成很大精神及经济上的压力。罗笑容教授对于哮喘的治疗有丰富的经验，治疗上分缓解期与发作期，以中医为主，中西医结合治疗，发作期能更快地控制其发作，缓解期能有效地防止其复发。

一、病 因 病 机

朱丹溪首创哮喘之名，在《丹溪心法》中以专篇论述，认为"哮喘必用薄滋味，专主于痰"，道出痰潜伏于肺成为发病凤根之理，并提出"未发以扶正气为主，既发以攻邪气为急"，此对后世哮喘的认识及治疗产生深远影响。认识到哮喘的病因既有内因，又有外因。外因责之于感受外邪，饮食失调，生活无序，以及异气异物刺激等。内因除责之于痰，且尚有瘀血。罗笑容教授认为，肺、脾、肾三脏的不足，宿痰的内生，是导致小儿咳喘发病的主要原因。肺主皮毛，肺卫不固则容易感受外邪，外邪入则引动宿痰而发病；脾土为后天之本，宿痰的内生，多因脾土功能不足，运化无力；肾为先天之本，小儿多禀赋不足，且肾气虚弱不能蒸化水液而聚液成饮，上泛为痰。

而在肺、脾、肾三脏中，罗笑容教授最为重视的是脾胃，重视脾胃本来就是其学术思想的核心内容。罗笑容教授认为脾胃为后天生化之源，脾胃强健，则五脏安，脾胃受损，则五脏皆易不足，故当以健脾为先，而小儿的脾胃贵在健运，而不在补益，故罗教授认为小儿的脾胃当以运为补。对于久病的患儿，正如《临证指南医案》所言："久病血瘀，初则气结在经，久则血伤入络。"故罗教授认为临床不仅要关注"痰浊"为患，更要重视"瘀血"的存在。哮喘多由外因引动伏痰，痰随气升，痰阻气道，痰气相搏，宣肃失常，气逆而上，发为本病。

小儿哮喘有发作期与缓解期之分，也有寒热虚实之不同。哮喘发作期可分为寒哮、热哮及痰瘀交阻、阳气暴脱四种证型，除此之外还有部分是由于在冬天或寒冷环境中由感冒而诱发，常常表现为外寒内热之证，如恶寒，鼻流清涕，打喷嚏，咳嗽痰黄稠，口干渴等。这相当西医中的混合型哮喘，在治疗上除疏散风寒，涤痰平喘外，还应加强清里热的中药方能奏效。另外，同一哮喘患者，可以因感受六气不同而每次发病症状表现不同，有时可呈寒哮，有时可呈热哮；亦有寒哮患者可因没有及时疏解寒邪或因过用温燥，或化热入里而出现寒热错杂现象又不可不知，小儿此型常见。

其中，罗笑容教授认为小儿哮喘发作期有两个病机是一定有的，一个是痰，一个是寒，无论何种辨证。痰是可以理解的，正如《证治汇补》所言："内有壅塞之气，外有非时之感，膈有胶固之痰，三者相合，闭拒气道，搏击有声，发为哮喘。"可见小儿咳喘本来就是由于其内有宿痰，引动而发，故当有痰。二是寒，喘必有寒，寒性收引，寒邪导致肺气闭郁，肺主宣发，肺气不宣则可见喘息发作。从现代医学来看，喘息性疾病的发作必定会有支气管平滑肌的痉挛收缩，这与中医学上寒性收引的理论是相符合的。

缓解期虽然可以看到肺虚、脾虚、肾虚单独出现，但临床上更多的是复合表现，如肺肾两虚、脾肾两虚、肺脾两虚或肺脾肾俱虚等证候，也有正虚邪恋或虚实夹杂者。治疗上又当仔细辨证，分别处理。

是故，小儿哮喘病因病机复杂，临证当细分标本，辨证施治，灵活用药。

二、临证心得

1. 中西医结合治疗可能是目前最好的治疗方法

中西医在小儿哮喘的治疗上各形成了一套较完整的治疗方案，各有长处，各有优势，但也各有自己的局限性，因此，科学地运用中西医结合方法对本病进行治疗，相互取长补短，将可能是目前治疗的最好方法。

2. 如何合理地进行中西医结合

哮喘的发病过程有阶段性，哮喘分发作期与缓解期两个阶段。发作期，哮喘发作症状不严重时，可单用中药辨证论治或单用西药治疗。中药治疗发作期以祛邪平喘为主，兼以扶正固本。哮喘发作严重时，喘急痰鸣，胸闷气促，张口抬肩，端坐呼吸，尤其病史较长，多次反复发作者，应当采用中西医结合的方法治疗。西医常使用支气管扩张剂、糖皮质激素等以发挥解痉平喘抗炎的作用，且能祛痰止咳。扶正可适当采用补肺益肾之法，常可参苏子降气汤之意，随证加入党参、熟地黄、肉桂等。总之，采用中西医结合治疗，有利于迅速缓解症状，控制哮喘发作。

缓解期的治疗，非常重要。本期的治疗主要以中医治疗为主，对肺、脾、肾三脏功能进行调补。补肺可固表，以御六淫邪气之侵袭，以减少复发，钱乙的七味白术散为最杰出方剂。脾土为后天之本，当注意健脾补中，使其后天得养，发育强健以杜绝生痰之源，而除"宿根"，故调理得当能使发育后不再发病。肾为先天之本，肾阴肾阳刚柔并济，故有"善补阳者必从阴中求阳……善补阴者必从阳中求阴"之说。叶天士《临证指南医案》提到治哮"以温通肺脏，下护及肾真为主，久发中虚又必补益中气"，也是强调缓解期补肺脾肾之要。

3. 治疗用药要时刻注意保护阳气

哮喘患者经常反复发病，常服用疏解或清热的药物，易伤人之阳气，尤其是中阳之气；同时患者发病时往往大汗淋漓，以致阳从汗泄，容易出现阳气暴脱。所以，在治疗过程中要注意解表药物使用，不要过于发散，清热药物不宜过于苦寒，特别是形体消瘦、体弱的患者或长期服用激素虚胖的患者更应加倍注意。仲景治疗哮喘的方中多配有五味子或白芍，就是预防药物辛散过度，寓酸收、酸敛之意保护人之阳气。并且小儿脾常不足，一旦用药不慎，极易损伤脾胃，故强调即使要用攻邪之法，也要注意中病即止，或削其大半而止。

4. 合理使用气雾剂

气雾剂的使用是目前公认的治疗哮喘病首选方法。但气雾剂使用时若没有配合储雾罐（婴幼儿还有面罩），然后缓慢地进行呼吸，那么治疗效果多不理想。因此，医师在开出气雾剂时，须同时教会患儿及其家长正确使用气雾剂及储雾罐。

5. 久病虚损，治脾为先

罗笑容教授对慢性病每每重视脾胃功能，疾病后期常会出现脾胃虚弱的表现，而脾胃虚弱不足，气血乏源，又会影响疾病的康复。哮喘缓解期的治疗尤强调健脾以祛痰，培土以生金。方以四君子汤，或陈夏六君子汤，或异功散合玉屏风散加减治疗。

三、辨 证 分 型

1. 发作期

治法：以祛邪为主，兼以固本。

基本方：三拗汤合三子养亲汤加地龙干。

方药分析：这个处方的形成归结于罗笑容教授对小儿咳喘发作期病机的认识。罗笑容教授认为发作期无论何种辨证，"痰""寒"这两个病机是一定有的。基本方上三拗汤出自《太平惠民和剂局方》，宣肺解表，止咳平喘。《太平惠民和剂局方》认为此方长于开宣肺气、降逆平喘，因去辛温之桂枝，发汗力不及麻黄汤，可放心使用。本方是治风寒咳喘的代表方，用麻黄发汗散寒，宣肺平喘；用杏仁宣降肺气，止咳化痰；甘草不炙，协同麻、杏利气祛痰。用麻黄配伍杏仁，一升一降，宣肺散寒，解除寒邪所束之肺气，肺气宣则气顺，气顺则无喘也。三子养亲汤出自《韩氏医通》，由紫苏子、白芥子、莱菔子三味药物组成，是具有温化寒痰，平喘止咳之功的方剂。然临床上罗笑容教授常常用葶苈子来代替白芥子，一则该方中大多温热之品，白芥子性辛温，若加上此前三拗汤中之麻黄，易使其发汗太过，小儿肺脾肾三脏不足之体恐难承之；二则葶苈子性寒，可助该方不过于温燥，且其有泻肺、除痰、定喘之功，故用之较为妥当。而地龙干的使用则取其定喘之功效。地龙善于搜风，其窜动之性，可以宣通肺气，解痉而平喘之效明显。

临证加减

寒邪外束之寒喘：初见鼻塞、鼻痒、喷嚏、流清涕、咳嗽、恶风等寒邪束表之象，继之哮喘发作，气喘哮鸣，痰色白质稀或多沫，面色白，恶寒无汗，或伴发热，形寒肢凉，舌淡红，苔薄白或白滑，脉浮紧或指纹浮红滞于风关。以温肺散寒、豁痰平喘为治，加以细辛、生姜、防风、荆芥等辛散宣开的药物。

热邪犯肺之热哮：初见鼻塞、流浊涕、咳嗽、咽红等外感热象，继之哮喘发作，气喘哮鸣，痰黏色黄，身热汗出，口渴，或有咽痛不适，大便干结，舌红，苔薄黄或苔白偏干，脉浮数或指纹浮紫滞于风关。以清热涤痰、宣肺平喘为治，加以鱼腥草、桑白皮、苇茎、黄芩、蒲公英、石膏、青天葵等苦寒降泄药物，其中配桑白皮清肺热祛痰平喘效果较好，而配青天葵退热犹良。

寒热夹杂证：尤以外寒内热之证在小儿中多见，症见恶寒，鼻流清涕，打喷嚏，咳嗽痰黄稠，口干渴等。此证类似西医中的混合型哮喘，在治疗上除疏散风寒，涤痰平喘外，还应加强清里热的中药方能奏效。此证多在冬天或寒冷环境中由感冒而诱发，而现代生活方式及饮食结构的改变也使该证型逐渐增多，如出入空调环境、进食生冷寒凉之品等。

痰瘀交阻证：此证在病史较长，多次反复发作的小儿中多见。症见哮鸣喘息气促，痰少或稠，面色苍白或青黄，甚至青筋显露，舌淡或淡暗，苔薄腻，脉弦滑或无力等。治以化痰平喘，活血通络为法，加以丹参、桃仁、地龙等活血通络的药物。且其常兼有明显的肺脾肾三脏不足，治疗上不可忽视固本，可佐以生山萸肉、生晒参之品。

阳气暴脱为哮喘发作重症：如哮发急剧，喘急痰鸣，胸闷气促，张口抬肩，端坐呼吸，面色青灰等，应当采用中西医结合的方法治疗，尽早缓解症状，控制哮喘发作。西医常使用支气管扩张剂、糖皮质激素等药物以解痉平喘、抗炎。中药扶正可适当采用补肺益肾之法，常可参苏子降气汤之意，随证加入党参、当归、熟地黄、肉桂等。

2. 缓解期

治法：健脾化痰。

基本方：二陈汤。

方药分析：选用二陈汤为基本方也是罗笑容教授基于对小儿咳喘缓解期病机的认识上得出的。罗笑容教授认为，肺脾肾三脏的不足，宿痰的内生，是导致小儿咳喘发病的主要原因。李中梓在《医宗必读》中提到"脾为生痰之源，治痰不理脾胃，非其治也"，且罗笑容教授主张久病虚损，治脾为先。故临床当注意健脾补中，使其后天得养，发育强健以杜绝生痰之源，而除"宿根"，减少发作或是不再发病。且小儿脾胃贵在健运，而不在补益，故治疗当以健脾为先，以运为补。二陈汤源于宋代《太平惠民和剂局方》，由半夏、陈皮、茯苓、甘草、生姜组成，功效为燥湿化痰、理气和中。二陈汤一能化宿痰，二能理气健脾，实为小儿咳喘缓解期首选方。

临证加减

对于肺气虚卫外不固明显的小儿，加玉屏风散等以加强肺气，巩固卫外；脾虚明显的小儿，加太子参、白术等合成四君子汤以加强健脾之力；肾虚者，加益智仁、续断等补肾之品。

四、用药特色

1. 麻黄的运用体会

在哮喘发作期多型患者均可用麻黄，一般伴有表证者可选用生麻黄，取其解表散邪之效，无表证患者应选用炙麻黄以减少其燥烈之性，阴虚阳亢患者应当慎用。哮喘持续状态罗笑容教授主张用回阳定喘汤，使用炙麻黄降气平喘。但有人担心有汗用麻黄有违古训，认为麻黄刚燥会发汗导致伤阳；亦有人担心麻黄会使心率加快而诱发心衰。但罗笑容教授认为光凭有汗无汗来定夺麻黄可用否实是狭隘，而单从一方药理衡量中药整体药用也是失之偏颇的。中医是无论何时都强调整体观念的，治疗更是以辨证为前提。哪怕是一味中药，也应从四气五味整体考量，或可同时结合现代药理学，而非光从药理看中药功效，也不是仅仅从某一小方面就定性该味中药可用否。在辨证准确的情况下，麻黄用之是留邪以出路，故不可一概而论为"有汗忌用麻黄"。其次，麻黄一药，始载于《神农本草经》，自从汉代《伤寒论》中收载麻黄汤一方后，后世医家多认为麻黄是一味发汗解表、止咳平喘的要药。其实不全然，麻黄的临床应用主要是取宣、散两个方面的功效，以发散与宣肺为主。罗笑容教授认为麻黄宣散可解除邪气所束之肺气，使肺气宣则气顺，气顺则无喘，再以中病即止为则，可使邪去正安，免发汗伤阳之弊或诱发心衰之忧。再者，回阳定喘汤是在熟附子、肉桂、干姜、党参大剂量温补肺、脾、肾的基础上使用经蜜炮制过的麻黄，这样可以消减麻黄的副作用，缓和其刚烈药性，如此使用炙麻黄不但不会增加发汗和加快心率，反而可以通过炙麻黄的解痉平喘作用改善通气功能，而使临床症状得到改善，使呼吸心率相应减慢，汗出亦随着呼吸困难改善而减轻。

2. 虫类药物的运用

对哮喘的治疗，临床不少医师，喜欢使用一些虫类药物，如白僵蚕、地龙、蝉蜕、蜈蚣等，以取它们解痉平喘作用。但据临床所见，有少数患儿，在使用以上某些药物以后，临床症状不但没有改善，反而有加重倾向，这可能是虫类药物中含有异性蛋白质，而哮喘患儿又是高度的过敏体质者，因此对虫类药物产生了过敏反应的结果。故临床使用时当谨慎。

3. 活血祛瘀药物的运用

小儿哮喘为变态反应性疾病。现代药理研究证明，活血祛瘀中药具有抗变态反应、消炎、改善微循环等作用。但是，活血祛瘀药物的使用不是一味堆积，而是必须根据疾病的虚实与药物本身的性味、归经有目的地选用，否则，疗效多不理想。我们临床常用的这类药物有桃仁、侧柏叶、丹参、郁金、毛冬青、川芎、当归、牡丹皮、赤芍等。

五、小儿哮喘的防护

对小儿哮喘的防治，既往仅仅是单一的医学模式，就是重点在于如何提高药物疗效上，也比较重视其发作期的治疗，但随着对本病防治临床经验的积累，认识到过去单一的医疗模式远远不够，如果没有加强对这类患儿生活、饮食起居的正确调护，提高他们战胜疾病的信心和自我调护的意识，家庭、学校及社会处处都给予他们积极的帮助，也就是实现治疗模式从既往单一的生物医学模式转向生物-心理-社会医学模式，那么，哮喘想要得到很好的控制，甚至根治那是永无了期的。为了更好地控制哮喘，除了实现对本病治疗模式的转变，还要发挥中医优势，而这不是单纯药物就能解决的问题，更要重视饮食护理等对哮喘的防治，对本病实现全程管理。

由于哮喘的发病与过敏有关，过敏因素存在于生活起居饮食过程，防不胜防。因而要特别注意致病因素对身体的影响，重视饮食调理与生活有序，提高身体抗病能力，避免发病，罗笑容认为应积极做好以下几点。

1. 注重生活调理

（1）注意气候的影响：特别是秋冬季节气温变化剧烈，应及时增添衣被，避免受寒，防止外邪诱发致病。

（2）慎戒接触可诱发哮喘的各种因素：如煤气、杀虫气雾剂、农药、汽油、油漆，以及屋尘、蟑螂、花粉等过敏原，积极戒烟。

（3）注意保暖：在哮喘发作之时，由于咳喘呼吸困难，患者往往全身汗出，甚至大汗淋漓，汗出湿衣，此时应及时更换内衣，注意保暖，以免受凉。

（4）避免过度劳累和情志刺激，以减少诱发机会。

（5）细心观察患儿的诱发因素，避免发病。平时可常服扶正固本之剂，以增强机体抗病能力，减少发作。

2. 注重饮食调理

本证发作期饮食宜清淡，宜食易消化食物，忌食生冷寒凉肥厚之品；缓解期宜适当增加营养。对以往曾产生过敏而发病的食品，如鱼、虾、蟹等应绝对禁忌。支气管哮喘合并感染时，因有咯痰困难、口干、口苦等症状，故辛辣燥热的饮食亦不宜。

可以作为饮食治疗的药材与食物有杏仁、生姜、白果、川贝母、枇杷果、核桃、青皮、陈皮、佛手、丁香、川椒、人参、白术、栗子、茯苓、山药、莲子、芡实、当归、黄芪、川芎、冬虫夏草、蛤蚧、紫河车、淫羊藿，以及竹丝鸡（乌鸡）、鹌鹑、乳鸽、麻雀、猪肺、鳄鱼肉等。

（1）蛤蚧散：蛤蚧1对，去头足烘干研末，瓶装保存，每天1～3次，每次服3g。治疗哮喘缓解期，肺卫不固、肾气不足，反复较频者。

（2）核桃瘦肉汤：核桃15g，瘦肉100g，文火炖服，2～3天1次。治疗哮喘缓解期，面黄体弱，神疲，纳呆者。

（3）二参汤：西洋参5g，红参10g，瘦肉100g，煲汤饮用，每周1次。治疗哮喘缓解期，肺气不足，虚寒多汗，易感多病，动觉气短者。

（4）冬虫夏草胎盘汤：胎盘1个，冬虫夏草3g，陈皮3g，煎汤食用。治疗哮喘缓解期，肾气较弱，小便清长甚至夜有遗尿，凌晨时咳、顽痰难除者。

（5）胡椒煲猪肚：胡椒10粒，猪肚（猪胃）120g，水适量煲汤，盐油调味，饮汤食肉。治疗哮喘缓解期，胃气虚寒，食少，常觉上腹饱胀等症状。

患者可根据上述食谱的制作办法，每次选用药材一种，肉类一种，可以制成很多炖品和汤料，适用于哮喘缓解期身体虚弱的患者。

3. 精神调理不可怠慢

小儿哮喘给患儿及其家长在精神上带来很大的压力，所以，为了能够更好地防治本病，精神方面的调护特别重要。首先，积极指导患儿及其家长对本病有正确的、较全面的理解，减轻精神上的压力，积极配合治疗，增强战胜疾病的信心；其次，教会患儿避免精神刺激因素和过度劳累，过度兴奋，制订合理的生活起居制度，营造清新的生活氛围和保持正常的心理状态。在缓解期，鼓励患儿参加适当的体育活动以促进身心的发育，增加肺活量，提高机体抗病力，减少病情反复机会。罗笑容常常在诊治过程中宽慰患儿及其家属，用她的笑容和医术医德给予对方信心。

第四节　小儿泄泻的诊治经验

小儿泄泻或称腹泻病，其特征是大便次数增多和大便性状改变。本病一年四季、全球各地均可发生，但以夏秋季节、湿热地区较多。泄泻的记载和论述首见于《黄帝内经》，称之为"飧泄""濡泄""洞泄""滑泄"等，指出泄泻可由饮食不节、起居不时以及感受外邪等因素引起。《难经集注》指出，泄泻的病因为"湿"。《小儿药证直诀》确立"泄泻"之名。《诸病源候论·小儿杂病诸候》:"小儿肠胃嫩弱,因解脱逢风冷乳食不消而变生吐利也。"谈到小儿泄泻与脾胃虚弱有关。湿邪、脾胃功能失调是泄泻的根本病机。小儿泄泻或由外邪或由内伤导致脾胃升降失常,中焦阴阳错乱,阳并于阴,清浊不分,并走肠间,混杂而下,不能制止,发为泄泻。泄泻一直是岭南儿科学派治疗的优势病种,罗笑容教授在治疗小儿泄泻时多在消食导滞的同时配合利水渗湿、补益脾胃的治法,结合临床实际、岭南气候特点,有的放矢,往往能获得较好疗效。

一、病 因 病 机

泄泻一直是岭南儿科学派治疗的优势病种,罗笑容教授的老师杜明昭老中医就特别擅长泄泻的治疗。杜明昭强调要根据小儿特点,结合临床实际,有的放矢,才能提高疗效,并将泄泻分作湿泻、湿热泻、暑热泻、伤食泻、脾虚泻、脾肾虚寒泻以及惊传等类型,分别进行辨治。罗笑容教授传承其老师杜明昭老中医的学术思想并予以完善,强调"泄泻之本,无不由于脾胃"。脾胃为水谷之海,脾主运化,胃主受纳,脾胃和则水谷腐熟,化生气血以营全身;若脾胃受损则谷反为滞,水反为湿,清浊不分,合污而下则成泄泻,即所谓"无湿不成泻""湿胜成濡泻"。故本病的治疗,重在除湿,然要除湿,当运脾、理脾、健脾。小儿"脾常不足",且饮食不懂自调,临床常因饮食积滞致泄者众。

《幼幼集成·泄泻证》云:"夫泄泻之本,无不由于脾胃。盖胃为水谷之海,而脾主运化,使脾健胃和,则水谷腐化,而为气血,以行荣卫。若饮食失节,寒温不调,以致脾胃受伤,则水反为湿,谷反为滞,精华之气不能输化,乃致合污下降,而泄泻作矣。"罗笑容教授强调小儿泄泻,其本责之于脾胃,又脾胃以健运为要,若脾胃健运失司,则易致泄泻。小儿脾常不足,年幼而饮食不知节制,常常过饱过饥,加之父母喂养方式不对,一味采用"填鸭式"喂养,致饮食积滞于内则碍脾胃之运化,而致脾胃之功能受损,引起腹泻、消化不良、厌食等疾病。因而罗笑容教授认为临床辨治小儿泄泻当佐消食导滞以使脾胃健运为要。

《景岳全书·泄泻》云:"凡泄泻之病,多由水谷不分,故以利水为上策。"岭南地处热带、亚热带湿热之地,气候温润潮湿,天、地、人之浑然一气相互影响。而脾喜燥恶湿,若湿邪阻滞,则致脾之运化功能失司;加之岭南之人素有喝凉茶、饮凉汤之习惯,日久损伤脾阳而致脾之升清乏力,胃之降浊乏源。"通阳不在温,而在利小便",因而,罗笑容教授认为善治泄者,多兼顾利小便以治湿以达通阳之意。

"脾为后天之本",小儿生长所需之精微物质均有赖于脾胃的受纳和运化。小儿生机旺盛，为满足生长发育之需要，所需的水谷精微迫切，脾胃之负担亦重。因而，罗笑容教授认为辨治小儿泄泻之时，除驱邪外出之外，还应注重补益脾胃以培其根本。脾胃居中焦，属土而喜甘，故欲补益脾胃，则多以甘味药调之。

二、临 证 心 得

注意辨泄泻的寒、热、虚、实：大便稀如水状，色黄，臭味不甚者多为寒证；大便黄褐色，呈蛋花样而臭秽者多为热证；病情缓慢，久泻，腹软喜按，大便清稀者多为虚证；起病急，暴泻，腹胀痛，泻后痛减者多为实证。

①暴泻者，尤其是泄泻初起，便出不爽，大便臭秽者，须用健脾、燥湿、消导、分利诸法。②久泻者，多用温补、升提；寒热错杂者，寒热并用，补消兼施。③泄泻日久不愈，神色疲惫，泻下日夜无度，则非涩肠不足以止泻，此时方可用固涩。但实证、热证、邪未尽者皆不宜用固涩之法，如邪虽未尽，然正气已虚，滑泄不止者宜于扶正祛邪中佐以收涩即可，不可不治邪而纯用补法、涩法，否则闭门留寇，变证蜂起，医不暇顾。

三、辨 证 分 型

1. 脾虚泻

岭南为湿地，加之岭南地区小儿体质特点为脾虚、阳气不足，湿为阴邪，故本地区的小儿更易受湿邪所害，时有合并寒邪。湿邪的存在意味着一定程度的脾胃受损，治疗上重在祛湿，然要祛湿，当运脾、理脾、健脾。罗笑容教授认为泄泻可不必分那么多证型，寒泻、脾虚泻、湿泻皆可归于此证型中。

症状：泻下清稀如水样，或夹泡沫，或完谷不化，臭气不甚，肠鸣腹痛，或伴面色微黄，形体消瘦，疲倦乏力，形寒肢冷等，舌淡苔白，脉细或指纹淡。

治法：健运脾胃，祛湿止泻。

方药：苍蚕止泻汤（罗笑容教授经验方，组成包括苍术、蚕沙、炒麦芽、炒扁豆、茯苓皮、甘草等）。

方药分析：处方苍术辛、苦，温，入脾、胃、肝经，功可健脾燥湿，解郁辟秽，散寒解表，主治湿盛困脾所致之脘痞腹胀、食欲不振、呕吐、泄泻等。内湿、外湿、寒热虚实之湿，苍术都可治疗，切合了儿科腹泻多素有脾虚，湿邪内盛的特点，故选为君药。另一君药蚕沙，甘辛无毒，其性能升能降，升可祛风，降可利湿，性平和缓，临床上可以本品治疗各种风湿痹痛、吐泻转筋等。清代医家王士雄谓蚕沙"既能引浊下趋，又能化浊使之归清"，故是治霍乱转筋之要药。苍术与蚕沙同为君药合用，既能健脾燥湿，又能分清别浊，使脾健湿除，清浊不干，水谷得以化生精微，水不成湿，谷不成滞。方中炒麦芽消滞运脾，茯苓皮与扁豆具有健脾益气、化湿止泻之功，同为臣药。甘草为佐使药，具有健脾、调和诸药作用。

临证加减

胃纳呆滞，舌苔腻者，加藿香、陈皮、焦山楂以芳香化湿，消食助运。

胀痛不舒者，加厚朴、白芍以理气止痛。

腹痛喜温，大便夹不消化物者，加生姜温中散寒，暖脾助运。

大便泡沫多者，加防风祛风止泻。

久泻不止，内无积滞者，加乌梅、诃子、石榴皮以固涩止泻。

病久气虚者，加太子参，改茯苓皮为茯苓以补益脾气。

2. 湿热泻

岭南儿童平素脾胃较弱，阳气卫外不固，此时感受湿热外邪，湿热下迫于大肠，大便泻下。此时脾胃虚弱与湿热侵袭同时存在，分为热重于湿和湿重于热两种情况，原则上当急则治其标，以祛湿热之邪为主，同时兼顾顾护脾胃。

症状：大便水样，或如蛋花汤样，泻势急迫，量多次频，气味秽臭，或夹少许黏液，腹痛阵作，发热，烦躁哭闹，口渴喜饮，食欲不振，或伴呕恶，小便短黄，舌质红，苔黄腻，脉滑数或指纹紫。

治法：清热祛湿止泻。

方药：热重于湿情况下选用加味葛根芩连汤（罗笑容教授经验方，组成包括葛根、黄芩、黄连、甘草、火炭母、辣蓼、木香等）；湿重于热情况下选用罗氏三花汤（罗笑容教授经验方，组成包括木棉花、鸡蛋花、扁豆花、甘草、茯苓皮、薏苡仁等）。

方药分析：加味葛根芩连汤方中葛根清阳明之热又可升清止泻；黄芩清太阴肺热，肺与大肠相表里，又可燥湿；黄连厚肠止泻，清泄里热。三药一起共奏升清止泻，清热燥湿之功。火炭母是岭南草药，罗笑容教授认为火炭母清热解毒，又可利湿止泻，实为湿热泻效品；辣蓼解毒中还有健脾之功效，而且可以止痛，故腹泻伴有腹痛的患儿多用。木香作为佐使之药，用于行气止痛、健脾之时，由于其性温，可防止诸药过于寒凉中伤小儿柔弱之脾胃。而三花汤中以三花为君，取其甘淡祛湿、清热不伤正之效；茯苓皮、薏苡仁同为臣药，可化湿和胃；加上甘草和中缓急为佐使之药，成方可利湿清热、和胃止泻。若腹痛明显，可将扁豆花替换为素馨花以缓痛兼止痢。

临证加减

发热口渴者加芦根清热生津。

腹痛者加广木香、延胡索解痉止痛。

腹泻频且小便短赤者，加车前子、云苓皮、泽泻以分利小便实大便。

泛恶苔腻者加藿香、佩兰芳香化湿。

伴食积者加芒果核、麦芽、布渣叶、神曲以消食导滞。

腹胀满者加厚朴行气除满。

呕吐者加法半夏、竹茹以降逆止呕。

3. 伤食泻

小儿年幼而饮食不知节制，常过饱过饥，而父母喂养方式不妥当，一味采用"填鸭式"喂养，可导致饮食积滞于脾胃，有碍其运化之机，功能受损，后致传化失常。治疗上以消食导滞兼清热化湿为主。

症状：腹痛即泻，泻后痛减，泻下恶臭，如败卵，粪便带食物残渣，嗳气腐浊，不欲饮食，腹脘胀满，舌苔浊腻，脉滑或滑数，指纹沉滞。

治法：消食导滞，佐以清热化湿。

方药：自拟方药（神曲、芒果核、谷芽、麦芽、莱菔子、泽泻、车前子、生苡仁、连翘、竹茹、甘草等）。

方药分析：本方取神曲、芒果核、谷芽及麦芽协同消食化积，同时顾护脾胃不伤正气；同泽泻、车前子清热祛湿利小便、实大便以止泻；生苡仁、连翘、竹茹可清热祛湿同时不伤阴；加莱菔子通畅气机更助导滞之力；甘草可调和诸药并顾护脾胃之气。整体以消食导滞为主，亦不忘健运脾胃。

临证加减

呕吐较剧烈者可加竹茹、柿蒂、藿香以化湿醒脾、和胃止呕。

舌质较红、舌苔黄腻略干者加川连或黄芩以清热燥湿。

腹胀腹痛较明显者加广木香、枳壳、厚朴以行气止痛。

四、用药特色

1. 善用消食导滞之品

罗笑容教授认为小儿泄泻，应责之于脾胃，而脾胃以健运为主，若饮食不节积滞于内，则致脾胃功能受损，运化失司，引起腹泻。而罗笑容教授也认为消食导滞当以健运脾胃为重点，因小儿"脏腑娇嫩，形气未充"，所以用药不可峻猛而伤其正气，当轻清疏导以助运化，常用山楂、麦芽、谷芽、神曲等药消食导滞，健运脾胃。

2. 配合发表之药

罗笑容教授在临床中善用发表之药，以达升阳祛风胜湿的功效，脾气得升，清阳得以四布，元气充沛则生机旺盛。反之则清浊并走于下，因此在健脾药中佐以风药，为"风能胜湿"之意。风药多气轻微香，其性偏燥，可振奋脾阳，升降复常，三焦通利，水湿不留。临证常选用葛根、煨葛根、苏叶等，可祛风不伤阴。药量方面，风药取其助脾胃气机流动之意，用量宜轻，量大易耗伤正气。

3. 适当选用固涩之品

虚、寒证情况下，邪气已尽，正气不足，腹泻日久不愈，非涩肠不足以止泻时，可用固涩之法。在涩药的选择上，宜选用既能清化湿热、清热解毒，又可涩肠止泻的药物，如石榴皮、乌梅、五味子等。

第五节　小儿积滞的诊治经验

积滞是儿科常见的消化系统疾病，是指由饮食不节或脾胃虚弱导致饮食停滞胃肠的一种脾胃疾患，患儿可见口气、眼屎、磨牙、纳差、大便不调等症，属西医消化不良范畴。本病既可单独出现，也可夹杂于其他疾病中，尤以婴幼儿多见，一般预后良好。罗笑容教授善治积滞，对其发病规律、辨治用药颇有心得，现简介其经验如下。

一、病 因 病 机

消化与脾胃功能息息相关，正如《诸病源候论》中所云："胃为水谷之海，脾气磨而消之。胃气和调，则乳哺消化。"患儿胃口好，能消化则不病积滞。若食多超过能消化的量；或饮食如常，但脾胃虚弱不能消化饮食，即《诸病源候论·宿食不消候》所云："宿谷未消，新谷又入，脾气既弱，故不能磨之，则经宿而不消也。"此均可导致积滞产生。

《证治准绳·宿食》有云"胃之所纳脾气不足以胜之"，即积滞可由于家长强迫喂养，人为加重小儿的胃肠负担，或可因幼儿自制力薄弱，遇到喜欢食物难以适量、适度，导致脾胃难以消磨、腐熟过量食物而产生。同时，也可因为小儿生理脾常不足，脏器轻灵易受损伤。过用寒凉药物，或病后不注重调护，或家长缺乏喂养知识，使小儿过食煎炸、油腻等难消化的食物，或多饮凉茶，或滥服补品，或婴儿期未按期添加辅食，或断奶后不能适应普通饮食，或生活无规律、进食不按时、贪吃零食、饮食偏嗜、饥饱无度等原因，造成脾胃损伤，进而乳食停滞不化，变生积滞。

综上，罗笑容教授认为，积滞之本在脾虚，其标为饮食停滞胃肠。

二、临证心得

宋代钱乙认为"医之为艺诚难矣，而治小儿为尤难"。强调小儿诊病"脉既难平，必资外证"。故治疗小儿疾病，相比大人更应注意四诊合参，详细辨证。

1. 望诊

望诊方面包括面上诊、舌诊和望二便等。《素问·刺热论》即有五脏、五色主病，曰："肝热病者左颊先赤，心热病者颜先赤，脾热病者鼻先赤，肺热病者右颊先赤，肾热病者颐先赤。"宋代钱乙认为小儿望面"左腮为肝，右腮为肺，额上为心，鼻为脾，颏为肾。赤者，热也，随证治之"。正常健康人面色应红黄隐隐，明润含蓄。在《小儿药证直诀》中，病态面色有面赤、面黄、面黄颊赤、面㿠白无精光、面㿠白色弱、面黄白等。罗笑容教授认为若小儿面色萎黄，不甚红润，缺乏光泽感，加之形体消瘦，此为多脾胃功能失调之征象。同时，罗笑容教授强调望山根与双下眼胞的重要性。目胞浮肿可由脾虚运化失职，水气上泛所致。若患儿眼胞虚浮略垂，胞中隐青，即所谓眼袋，此类小儿多体质较弱，易反复外感，易出现积滞。《幼幼集成》有云："山根，足阳明胃脉所起，大凡小儿脾胃无伤，则山根之脉不现。"罗笑容教授在临床工作中观察、总结得出，山根横行青筋，多提示肺脾不足，此类小儿多易外感、常可见汗多等症状。《儿科秘要》与《儿科经验述要》并名《岭南儿科双璧》，其有云："小儿白苔为风，黄苔不干为湿，黄苔而干为热，红苔为心火，黑苔而干为热甚，虚则无苔，口内、舌尖津充，为胃寒有寒湿。"同时指出岭南地域多湿，而粤人喜食煎炒油炸之品，加之小儿脾常不足，易为乳食所伤，故常见舌苔厚腻。罗笑容教授在临床诊治中观察亦得出，岭南健康小儿舌苔即较北方小儿偏厚腻，因而认为看到腻苔须仔细鉴别是否为病态。同时，积滞患儿须详查大便形态、色泽，协助辨证。积滞患儿可见大便质溏夹食物残渣；亦可见大便质干硬、色黑等，须结合症状体征详细鉴别，不可随一症辨证。

2. 闻诊

闻诊方面应注意探查小儿有无口气、大便气味等情况。口中气热，为肠胃积热；口喷秽臭，多为胃热熏蒸，多见于消化不良；口嗳腐气、味如败卵或口气酸臭，多伤于乳食。大便臭秽多为饮食停滞大肠，夹有湿热表现；大便气味不重、溏泄，或兼未消化食物，此多为虚寒之象。《幼科释谜》曰："脾经积滞未除，再为饮食所伤，不吐则泻，不泻则吐。"小儿积滞，亦可致呕吐，其呕吐物气味酸臭，不同于感寒、素体虚寒之呕吐。故而积滞和泄泻、呕吐等病可从闻诊鉴别诊断。

3. 问诊

问诊方面应注意询问是否为早产、低体重儿；喂养过程中添加辅食时间、种类是否合理。罗笑容教授认为针对积滞患儿，尤其应重视询问大便颜色、性质，《岭南儿科双璧》针对大便形态、质地辨证有详细描述，认为"若泄泻色青黄而质如浮萍，则为风热；若泄泻色黄而质如净水为湿热；若色白而质如净水为脾胃虚寒，若质如米糊则为伤食"。同时应注意询问兼症，应详细问诊，以防遗漏，除二便外，小儿应重点关注有无恶寒、发热、有汗无汗、腹痛腹胀、口渴与否、睡眠是否安稳，有无口气、磨牙、眼屎等，以协助辨明病因及证型。

4. 切诊

切诊方面脾主肌肉，故积滞脾虚患儿，多见肌肉松浮，缺乏紧致度；肺主皮毛，若小儿皮肤粗糙、干燥，此多责之肺脾气虚。同时应注意腹部触诊，小儿腹宜软、温、柔和，按之无胀无痛。若积滞较重，可见腹痛、腹胀拒按，虚证多喜温喜按。同时，《岭南儿科双璧》中有云"足冷腹热为伤食"，故亦应重视四肢切诊。针对小儿脉诊，宋代钱乙进行了纲要性总结，指出小儿"伤食，沉缓；风，浮；冷，沉细"。罗笑容教授认为，小儿脉诊，应以浮沉迟数虚实辨阴阳、表里、寒热、虚实。临床诊疗，绝不能仅仅依靠单一征象，应望闻问切四诊合参，详细辨病辨证，辨证准确方能药到病除。

5. 主诉

小儿积滞可以大便不调为主诉。可因食积停滞中焦日久，损伤脾升胃降功能，清气下陷，湿渍大肠而致泄泻，见大便黏腻臭秽、次数增多。此时须注意与泄泻相鉴别，《证治准绳·杂病》有云"腹痛甚而泻，泻后痛减者，食积也"。泄泻分为暴泄、久泄，暴泄多由外感诱发，久泄多表现为一派虚象，大便多夹有未消化食物。

或可因脾气虚弱，饮食积滞，运化失常，气机推动无力见大便困难，多日一行，少有便意，此时胃纳可不受影响；此外，饮食积滞化热，肠道津伤失于濡润可见大便困难、干结难解，甚则粒状。故应详辨大便不调之症的成因，对证选药，万不可随意处之。

6. 主要表现

小儿积滞可以厌食为主要表现。一则，岭南多湿浊邪气，脾气易被湿所困，致运化受阻，饮食难消、积滞胃肠，表现为厌食，甚则恶心呕吐，腹部痞满不适，大便烂质黏腻，苔白腻。或可见食积过重，伤及脾胃，纳运不及，而致厌食，表现为不知饥饿、不欲饮食，兼见面黄、腹胀、大便难，苔多厚但不腻等。此外，食积化热郁结胃肠，亦可见厌食，兼见腹痛、口气、烦躁、眠差、大便干结、苔黄厚等。故临床对于以厌食为表现的患儿应详查舌脉，辨食积之深浅，湿浊之有无。厌食久不愈者，必夹瘀滞，辨证应关注血瘀、气滞的轻重有无，对证施予活血化瘀理气之品。

同时应注意鉴别积滞与疳证，疳和积二证同属消化系统病变，它们既有关联又有区别。《幼幼集成》有云："积为疳之母，而治疳必先去积。"一般来说积滞较轻，病程较短；疳证较重，病程较长。疳证的发生，大多由积而来。可由积滞日久，蕴结化热，灼伤阴液而成；故有"积为疳之始，疳为积之变"之说。

三、辨 证 分 型

1. 乳食内积

小儿饮食不节，可致乳食停聚，积而不化。症见不思饮食，打嗝呃逆，甚则呕吐食物，兼有脘腹胀满、疼痛拒按，大便臭秽等症，舌质红，苔薄白或黄，稍厚。

治法：健脾消积。

方药：自拟方（川朴、大腹皮、谷芽、布渣叶、甘草、鸡内金、山楂）。

方药分析：此方以谷芽、布渣叶、鸡内金、山楂消食积，厚朴、大腹皮行气通腑，谷芽、鸡内金消食亦能健脾。此方为罗笑容教授消积通腑之基础方，用药灵活可随证加减用药。

临证加减

兼有恶心、呕吐者，加藿香、竹茹降逆化浊。

兼有大便不畅，加火麻仁、玄参、生地润肠通便。

兼有便烂不爽，加泽泻、茯苓皮祛湿化浊。

2. 脾虚夹积

症见面色萎黄，形体消瘦，纳差，腹胀，腹痛喜按，便烂，可见未消化食物，舌质淡，苔白腻，指纹淡，脉细弱等。

治法：健脾益气，消食和胃。

方药：四君子汤加味（太子参、白术、茯苓、甘草、白扁豆、谷芽）。

方药分析：四君子汤为健脾常用方剂，罗笑容教授治疗小儿脾虚，常以太子参易党参，兼用白扁豆祛湿，谷芽健脾消积。

临证加减

便溏、完谷不化者，加苍术、蚕沙、茯苓皮等健脾燥湿。

腹痛者加白芍柔肝理气。

积滞甚者，加芒果核加强消积功效。

3. 积滞化热

乳食停滞胃肠，易生湿化热，内热燥结，表现为大便难，偏干、气味臭秽。更有甚者，可表现为发热，此即所谓食积发热，多伴腹胀，纳差，夜卧不安，便秘，舌红苔黄厚，脉滑数等。

治法：清热消积，通腑导滞。

方药：保和丸加减（枳实、山楂、莱菔子、陈皮、半夏、茯苓、连翘、茵陈）。

方药分析：保和丸主食积停滞，罗笑容教授认为，治疗小儿疾病，用药当清轻灵活，故较少用峻下、泻下之药。全方以连翘、茵陈清热，枳实、山楂、莱菔子通腑行气消积，陈皮、半夏、茯苓和胃，清热消积同时不忘顾护脾胃。

临证加减

积滞甚者，加麦芽、布渣叶加强消积功效。

大便干结者，予火麻仁、玄参、生地等润肠通便。

腹胀、腹痛者，予大腹皮、厚朴等行气通腑。

兼有发热、外感征象加神曲消食解表。

四、用药特色

1. 强调运脾，随证加减

当代医家江育仁提出"欲健脾者，旨在运，欲使脾健，则不在补而贵在运"，所谓运脾乃调和脾胃、扶助运化之意，属八法中的和法，有行、转、旋、动之义。此法补中寓消，消中有补，补不碍滞，消不伤正。罗笑容教授亦强调小儿之脾胃在运不在补，治脾胃病时要时刻着重维护脾气。治疗积滞时以消食导滞、健运中焦为法。遵吴鞠通"稍呆则滞，稍重则伤"之观点，认为用药当清轻灵活，不用重剂，中病即止。强调消食不过用峻消通导，须时时顾其正气，常选择轻清灵动、醒胃运脾之品，如苍术、枳壳、谷芽、麦芽等，健脾佐以消积，补益佐以助运；且善于运用芒果核、布渣叶等岭南道地药材，同时适当配合小儿推拿等外治疗法。如针刺四缝穴消积滞，运用捏脊疗法调整阴阳、疏通经络，配合手指点穴揉捏等促进脾胃气机升降功能恢复。

岭南小儿积滞常兼湿浊，症见纳差、呕恶、大便烂，治疗时应注重化湿理气，湿去则脾气舒畅。多用苍术、蚕沙、白扁豆、茯苓皮等健脾渗湿，即清代张隐庵在《本草崇原·本经上品》中所说："凡欲补脾，则用白术；凡欲运脾，则用苍术。"因岭南多湿热，加之饮食停滞胃肠，食物腐熟易化生热，可出现大便干结，甚则如粒状，此时多予火麻仁、玄参、生地等润肠通便。若积滞兼夹腹痛不大便者，罗笑容教授多强调宣通气机以通便，常用大腹皮、厚朴等通腑气，同时常配合四磨汤口服加强理气通腑功效。

2. 善用岭南道地药材

罗笑容教授在岭南行医多年，对岭南小儿体质有深刻认识，并且非常熟悉岭南药材。临床常用布渣叶、芒果核等岭南特色药材消食积。

《中华本草》中记载芒果核：味酸涩平；入胃、小肠经；能健胃消食、化痰行气；主饮食积滞、食欲不振等。罗笑容教授认为芒果核性平，适合小儿稚阴稚阳之体；归胃经，为消食行气之品，同时兼有化痰止咳之功效。因而对于积滞之寒热不明显，即无明显大便干结、舌红等热象，同时也无便烂、腹痛喜温喜按等寒象患儿，常选用芒果核。

布渣叶是岭南常见保健凉茶制作原料，在岭南地区应用极为广泛，被誉为"凉茶瑰宝"。其最早记载于清代何谏的岭南本草书籍《生草药性备要》。书中称其为"破布叶"，并详细描述了其性味功能，认为其"味酸，性平，无毒，解一切蛊胀，清黄气，消热毒。作茶饮，去食积，又名布渣"。《中华人民共和国药典》载，布渣叶味微酸，凉，归脾、胃经，能消食化滞，清热利湿，主饮食积滞，感冒发热，湿热黄疸。故罗笑容教授常用于小儿积滞化热，患儿可见发热、恶心呕吐、大便干结难解或臭秽稀烂、舌质红等症。

同时，罗笑容教授治疗积滞，亦常用鸡内金消积，张锡纯曾说"鸡内金，鸡之脾胃也，其中偶有瓦石铜铁，皆有消化痕迹，脾胃之坚壮可知。故用以补助脾胃，大能运化饮食、消磨瘀积。食化积消，痰涎自除"。罗笑容教授认为，其性平和，既能消积又能补脾，同时也能化痰，尤其适合小儿。

若积滞夹少许外感之症，无论风寒风热，皆可用神曲，取其散风之功效。

罗笑容教授认为，谷芽长于健脾，而麦芽则兼有养阴、疏肝解郁之效。故对于久病脾虚患儿，罗笑容教授喜用谷芽，对于多动症、抽动症夹食积者，罗笑容教授则常常以麦芽佐之。

同时应注意，消食药物山楂，能破气，且味酸，易对胃黏膜造成刺激，故不宜多食。

3. 注重日常调护

罗笑容教授重视小儿日常调护，强调应针对日常喂养，对家长进行宣教。一方面，强调应改正不良饮食习惯，纠正偏食、吃零食及饥饱不均等，同时应建立规律的生活习惯和合理的饮食搭配。另一方面，强调喂养小儿不可过饱，饮食量的多少取决于每个小儿脾胃之强弱，不可统一而论。如出现口气、磨牙、眼屎等早期积滞症状时，应适当减少进食量。强调不要经常进食补品，睡觉前及半夜不吃东西。同时针对素体脾虚小儿，平时食疗可用怀山药、莲子加瘦肉煲汤食用。

罗笑容教授认为，小儿"脏器轻灵，易趋康复"，故治疗疗程宜短，不宜过于补益，更不宜长期用药。建议家长无须过于紧张，短时间内食入过多，可导致大便秘结、口气等症状，但并非均可导致病理性积滞，脾胃功能尚可的小儿有时适当减少饭量，可自行恢复。同时小儿偶有大便不调、纳差，也不全是脾胃虚弱、消化不良。罗笑容教授认为应告诫家长，切不可自行用补益药物调护，三星汤、小儿消滞茶等也不宜天天给予，应在医生指导下，结合患儿体质应用。

第六节　小儿腹痛的诊治经验

腹痛是小儿时期的一种常见病证，临床以胃脘以下、耻骨以上部位发生疼痛为主要特征。需要注意的是，婴幼儿发生腹痛时，由于无法用语言正确地描述病情，容易造成漏诊、误诊，正如《古今医统大全·腹痛》说："小儿腹痛之病，诚为急切。凡初生二三个月及一周之内，多有腹痛之患。无故啼哭不已或夜间啼哭之甚，多是腹痛之故。大都不外寒热二因。"因此全面细致的体格检查，对小儿腹痛的正确诊断极其重要。而罗笑容教授看临床腹痛，多以功能性腹痛为多，此类患儿除了腹痛并无其他伴随症状，辅助检查也多正常，有时可见肠系膜淋巴结肿大。这类腹痛患儿常常反复发作，西药治疗往往效果不明显，而罗笑容教授对此类腹痛有独到的经验。

一、病 因 病 机

腹痛的命名，始见于《内经》，如《素问·举痛论》说："厥气客于阴股，寒气上及少腹，血泣在下相引，故腹痛引阴股。"但作为病证论述，则首见于隋代《诸病源候论》"小儿杂病诸候"中所列"腹痛候"和"心腹痛候"。此后，历代儿科医籍中，多按"腹痛"或"心腹痛"定名而设专论。如《小儿药证直诀》将腹痛按病因分类为积痛、虫痛、胃冷虚痛。《证治准绳》分为寒痛、热痛、积痛、虫痛、锁肚痛、盘肠内钓痛、癥瘕痛等。《临证指南医案》则将腹痛的原因归纳为无形为患及有形为患两类。所谓无形为患者，如寒凝、火郁、气阻、营虚及夏秋暑湿痧秽之类；有形为患者，如蓄血、食滞、癥瘕、蛔蛲、内疝及平素嗜好成积之类，通论了成人小儿的腹痛。综合各家所论，腹痛的病因可分为寒、热、虚（虚寒、脾虚）、实（虫、食、积、气滞、血瘀、暑湿）四类。对于腹痛的病机，六腑以通降为顺，经脉以流通为畅，而小儿脏腑成而未全、全而未壮，脏腑薄弱，经脉未盛，易受邪扰。若调护失宜，邪阻经脉，气血运行不畅，则致腹痛。由于感邪不同，体质有异，临床有腹部中寒、乳食积滞、胃肠热结、脾胃虚寒及气滞血瘀等不同。此外，情志怫郁、肝失条达者，或寄生虫病等也可引起腹痛。

二、临 证 心 得

1. 辨寒热虚实

腹痛拘急冷痛，疼痛暴作，痛无间断，腹部胀满，肠鸣切痛，遇冷痛剧，得热则痛减者，为寒痛；腹痛灼热，时轻时重，腹胀便秘，得凉痛减者，为热痛；痛势绵绵，喜揉喜按，时缓时急，痛而无形，饥则痛增，得食痛减者，为虚痛；痛势急剧，痛时拒按，痛而有形，疼痛持续不减，得食则甚者，为实痛。

2. 辨在气在血

腹痛胀满，时轻时重，痛处不定，攻撑作痛，得嗳气矢气则胀痛减轻者，为气滞痛；腹部刺痛，痛无休止，痛处不移，痛处拒按，入夜尤甚者，为血瘀痛。

3. 辨急缓

突然发病，腹痛较剧，伴随症状明显，因外邪入侵，饮食所伤而致者，属急性腹痛；发病缓慢，病程迁延，腹痛绵绵，痛势不甚，多由内伤情志，脏腑虚弱，气血不足所致者，属慢性腹痛。

4. 辨部位

诊断腹痛，辨其发生在哪一位置往往不难，辨证时主要应明确与脏腑的关系。大腹疼痛，多为脾胃、大小肠受病；胁腹、少腹疼痛，多为厥阴肝经及大肠受病；小腹疼痛，多为肾、膀胱病变；绕脐疼痛，多属虫病。

三、辨 证 分 型

1. 寒邪内阻

腹痛急起，剧烈拘急，得温痛减，遇寒尤甚，恶寒身蜷，手足不温，口淡不渴，小便清长，大便自可，苔薄白，脉沉紧。

2. 湿热积滞

腹部胀痛，痞满拒按，得热痛增，遇冷则减，胸闷不舒，烦渴喜冷饮，大便秘结，或溏滞不爽，身热自汗，小便短赤，苔黄燥或黄腻，脉滑数。

3. 饮食停滞

脘腹胀痛，疼痛拒按，嗳腐吞酸，厌食，痛而欲泻，泻后痛减，粪便奇臭，或大便秘结，舌苔厚腻，脉滑。多有伤食史。

4. 肝郁气滞

脘腹疼痛，胀满不舒，痛引两胁，时聚时散，攻窜不定，得嗳气矢气则舒，遇忧思恼怒则剧，苔薄白，脉弦。

5. 瘀血阻滞

腹痛如锥如刺，痛势较剧，腹内或有结块，痛处固定而拒按，经久不愈，舌质紫暗或有瘀斑，脉细涩。

6. 中虚脏寒

腹痛绵绵，时作时止，痛时喜按，喜热恶冷，得温则舒，饥饿劳累后加重，得食或休息后减轻，神疲乏力，气短懒言，形寒肢冷，胃纳不佳，大便溏薄，面色不华，舌质淡，苔薄白，脉沉细。

看似比较复杂，而罗笑容教授认为其实也简单，可分为不通则痛和不荣而痛两类。小儿脾不足，脾胃虚则运化较成人差，而身体需要却是较高的，这两者之间的矛盾导致小儿常常多食而不消化，积滞中焦则气机不畅，不通则痛。所以小儿急性腹痛常常以不通则痛为主要表现。而对于腹痛日久之患儿，久病则脾胃运化常不足，营养精微不能很好地满足小儿五脏六腑之需，而致脾胃之气血不足，运化无力，不荣而痛。故对于腹痛日久的患儿来说，不荣而痛是其主要病因。所以治疗小儿腹痛主要从脾脏入手，认真辨别脏腑证候之虚实，实则泻之，虚则补之。

四、用 药 特 色

根据上述辨证入手，罗笑容教授治腹痛分别以四逆散、七味白术散处方。

罗笑容教授认为，急性腹痛以不通则痛为主，其主要原因是气机的郁积。对于气机的调节，肝是很重要的一点。万全言小儿为三不足两有余之体，脾常不足而肝常有余，故而肝木乘脾土，导致脾胃气机失调，脾气不升、胃气不降、肝气郁结而发。罗笑容教授认为此为小儿急性腹痛的主要病机。故而治疗上当以疏肝行气运脾为主，主方予以四逆散方。

罗笑容教授认为四逆散药性中正平和，寒热之性不明显，功用在于疏泄缓急，治邪气郁闭于内，气机失于条达。临床上虽用于肢冷似厥，却并非寒厥，亦非热厥，若强名之则称为气厥或郁厥。正如《医宗金鉴》曰："今但四逆而尤诸寒热证，是既无可温之寒，又无可下之热，唯宜疏畅其阳，故用四逆散主之。"

四逆散似乎并没有明确的主证，更多的是或然证，其中腹痛是最关键的指征。这种腹痛部位多偏胸胁或两少腹部，疼痛为胀痛或挛痛。姚廷周主编的《新伤寒论校注》（即桂林古本《伤寒论》）中的柴胡芍药枳实甘草汤（即本方之汤剂）的条文可以作为参考。"少阴病，气上逆，令胁下痛，甚则呕逆，此为胆气不降也，柴胡芍药枳实甘草汤主之"；"风病，头痛，多汗，恶风，腋下痛，不可转侧，脉浮弦而数，此风邪干肝也，小柴胡汤主之；若流于腑，则口苦呕逆，腹胀，善太息，柴胡芍药枳实甘草汤主之"。

慢性腹痛的患儿，罗笑容教授则善用七味白术散进行治疗。对于慢性腹痛，罗笑容教授认为脾常不足是本，痰湿、气滞、血瘀是症结所在，本虚标实致使疾病迁延难愈。脾常不足是本病发生的根本病因。明代医家万全认为小儿本为"三不足两有余"之体。小儿本为脾常不足之体，加之现在生活改善，大多饲之以肥甘厚腻之物，伤及脾胃，脾胃则越加虚弱。正如陈复正所言："夫膏粱者，形乐气散，心荡神浮，口厌甘肥，身安华屋，颐养过厚，体质娇柔，而珠翠盈前，娆妍列侍，纵熊罴之叶梦，难桂柏以参天。"脾胃为后天之本，主运化水湿，脾常不足，则运化失司而痰湿内生，阻滞气机，而生腹痛。而脾常不足中又以脾阳不足为重。所以患者常表现为长期反复的腹痛，《诸病源候论·腹痛诸候》云："久腹痛者，脏腑虚而有寒。"可见脾胃之虚为本病之根本，且重在阳虚。另外，痰湿、气滞为慢性腹痛的症结所在，脾胃虚弱，特别是脾阳不足，致痰湿内生，阻碍气机，气机阻滞，血瘀内停，不通则痛，故生腹痛。虚实之间相互作用致使疾病迁延难愈。本虚在于脾常不足，特别是脾阳不足，标实在于痰湿、气滞与血瘀互结。如此循环则致慢性腹痛迁延难愈。

对于此类腹痛，罗笑容教授喜用钱乙的七味白术散进行治疗。七味白术散出自钱乙的《小儿药证直诀》。其原文为："治脾胃久虚，呕吐泄泻，频作不止，精液苦竭，烦渴躁，但欲饮水，乳食不进，羸瘦困劣，因而失治，变成惊痫，不论阴阳虚实，并宜服。人参（二钱五分），白茯苓（五钱），白术（五钱炒），藿香叶（五钱），木香（二钱），甘草（一钱），葛根（五钱，渴者加至一两）。上咀，每服三钱，水煎，热甚发渴，去木香。"

七味白术散方中以太子参代替人参，《本草再新》中云："太子参治气虚肺燥，补脾土，化痰。"辅以白术、茯苓健脾除湿，《本草汇言》云："白术，乃扶植脾胃，散湿除痹，消食除痞之要药。脾虚不健，术能补之；胃虚不纳，术能助之。"《本草衍义》云："茯苓此物行水之功多，益心脾不可阙也。"此三药一起健运脾胃，以治其本虚。佐以藿香、木香行气化湿。并予甘草调和诸药，共奏健脾化湿、行气化瘀之功。

除此之外，罗笑容教授亦常用藿香正气丸、保和丸等方剂。罗笑容教授还尤为重视患儿的饮食及日常调护。脾胃为后天之本，饮食不节则容易损伤脾胃。正如《脾胃论》所言："若胃气本弱，饮食自倍，则脾胃之气既伤，而元气亦不能充，此诸病之所由生也。"可见饮食及日常调护在疾病中是极为关键的。慢性腹痛患儿的日常饮食调护也是罗笑容教授常常强调的，对于调护的方法，当如《活幼口议》里所说"四时欲得小儿安，常要三分饥与寒"。罗笑容教授提倡陈文忠的方法："养子若要无病，在乎摄养调和。吃热、吃软、吃少，则不病；吃冷，吃硬，吃多，则生病。"起居要规律，节制饮食，忌食生冷之品。

第七节　小儿遗尿症的诊治经验

遗尿症是指小儿已达到应自主控制排尿的年龄，但仍不能自主随意排尿。在临床上表现为此年龄后小儿夜间不能从睡眠中醒来而发生无意识的排尿，又称为夜间遗尿症，俗称尿床，中医学称之为"夜尿""遗溺"等。遗尿症在临床上比较常见，常常对患儿的生活及心理健康造成困扰，西医治疗副作用大，且容易反复。中医药治疗疗效确切，且有副作用小、不易反复等优势。罗笑容教授临床治疗小儿遗尿症多年，传承岭南儿科之特点，积累了丰富的临床经验，对证处方，效如桴鼓。

一、病因病机

传统意义上对遗尿病因的认识分虚实二因：属虚者，多责之于小儿先天禀赋不足，或摄生不慎以致肾气不足、下元虚冷，或因病后失调致肺脾肾虚，不能约束水道；属实者，多因湿热内蕴、郁于肝经，热迫膀胱而致遗尿；属虚实夹杂者，因其心肾不交。

罗笑容教授认为，遗尿病因大体还是以下元虚寒为主，但并不是单纯的下元虚寒，而是脾肾两虚、下元虚寒之证，强调温补肾元是治疗遗尿的关键之外，还强调补益脾气的重要性。

二、临证心得

肾为先天之本，脾为后天生化之源，患儿常先天禀赋不足，后天失养，故常见脾虚貌，小儿脾肾常虚，先天不足则肾虚，后天饮食所伤、调理不当或久病失养，中伤脾胃，则见脾虚。脾虚后天生化无源，则无力滋养肾元；肾火虚衰，又不能温健脾阳，如此脾肾两虚，进而下元虚寒，膀胱气化失司，故见遗尿。在传统的治疗中，常把肺脾两虚与下元虚寒二证分开来看，或侧重于补脾益肺，或侧重于温壮下元，没有把脾肾两虚、下元虚寒两证结合起来，从凤根分析，脾肾两虚是其本质，先后天皆不足是其根本，应结合起来看。而肺主疏布水液，主皮毛，小儿肺亦常虚，表面为易汗出，易感受外邪而致病，反复感冒等，也可兼于遗尿之中。肺为金，肾为水，金生水故肺为母而肾为子，母病及子亦可致肾愈虚，故治以金水相生之法也。

三、辨 证 分 型

虽然小儿遗尿可分为下元虚寒、肺脾气虚、脾肾两虚、肝经湿热、心肾不交等证型，但罗笑容教授据多年临床经验认为，下元虚寒之证是遗尿症最常见之证，而且遗尿者，一般皆以此证为主。然一般此证并不独自出现，常兼脾气虚或肺气虚之证，治疗上温补肾元是基础，但又当随证予以加减，或加以补益脾气，或补肺而固卫表。

其中以虚证为多，尤以下元虚寒型为主。然而下元虚寒之中又兼有肺脾虚，尤以兼有脾虚者更为常见。临证应用结合辨证论治，灵活加减，随证治之，不拘于条文。

1. 下元虚寒型

临证常见遗尿反复不愈，量多次频，小便清长，面色白，形寒畏冷，四肢不温，耳郭软，舌淡苔白，脉弱或沉细。

下元虚寒型是临床上最常见的证型，也是基本证型。罗笑容教授认为本病的治疗就在于扭转虚寒之体，补益肾元，固肾气。

基本方：桑螵蛸散合缩泉丸。

罗笑容教授治疗遗尿症，常以桑螵蛸散及缩泉丸化裁，桑螵蛸、益智仁补肾助阳、固精缩尿，是治疗遗尿症的主药；菟丝子滋补肝肾，固精缩尿；覆盆子阴阳双补，又其味甘而易入小儿之口；金樱子固涩止遗，使全方补中有收，以增药力；加乌药以行气，引药入肾，又可使补而不滞。

2. 兼脾气虚

临证常见遗尿反复不愈，还可见纳呆，少气懒言，面色或偏黄，大便完谷不化，或见腹泻，肌肉松软，舌淡或胖，苔白，脉弱。

肾为先天之本，脾为后天气血生化之源，患儿常因先天不足，后天失养为病。《黄帝内经》曰："饮入于胃，游溢精气，上输于脾，脾气散精，上归于肺，通调水道，下输膀胱。""是脾也者，原位居中焦，为水饮上达下输之枢机。"遗尿者，枢机不旺，清阳不升，反而下陷，以及由气失摄纳所形成。

治疗上，对于兼有脾虚之小儿罗笑容教授常于遗尿基本方上加用白术、陈皮。而脾虚甚者，则加用太子参、茯苓、白术、陈皮，取异功散之意而用之，脾肾又补，又有行气之药，补而不守，正合小儿之体质。

3. 兼肺气虚

临证常见遗尿反复，面白，平素易感冒，汗出多，或见毛发稀疏，舌淡苔白或花剥，脉弱或浮。

肺主通调水道，维护水液的正常代谢。病后失调，肺虚，不能约束水道而致遗尿，所谓"上虚不能制下"。正如明代张介宾《景岳全书·遗尿》云："盖小水虽利于肾，而肾上连于肺，若肺气无权，则肾水终不能摄，故治水者，必须治肺。"此证又常见于屡受外感，哮喘频发，消瘦羸弱的患儿。

治疗上，对于兼有肺气虚者。肺为金，肾为水，金生水，故肺为母而肾为子，母病及子亦可致肾愈虚，故兼有肺气不足者，合为补土生金、金水相生之法也。常用玉屏风散加减进行治疗。

4. 夹滞

小儿尚有因素体脾虚、饮食不知自控而易发积滞的特点，故消滞药也是常常用于辅助的药物。对于夹滞患儿的治疗，常用之品多为鸡内金，鸡内金除消滞之外，还可以有固涩止遗之功效，故常用之。然也不是所有遗尿夹滞者皆用之，临床上还当辨证加减。如患儿伴有盗汗而夹滞者，罗笑容教授会加麦芽，取其消滞之余还有些许养阴之功效；而脾虚夹滞患儿，则会多予谷芽，取其消滞兼能健脾之功效也。

此外，对于小儿用药，罗笑容教授一向强调要清灵、轻清，不要太过厚味，更不可过于攻伐，而且用药当注意不可过于呆滞。特别是对于小儿之脾胃，健运脾胃关键在于运而不在于补，故用药当注意以运为主。

四、日　常　调　护

除了药物治疗外，罗笑容教授还强调，在治遗尿之时，还当对日常生活予以指导。首先让家长认识遗尿症，不要责怪患儿。当一起共同努力，才能取得好的效果。其次是饮水问题，晚上 8 点后不要饮水。还有就是树立患儿信心，不要让患儿觉得自己与别人不一样，避免其精神受到不适的影响。此外，睡前用生姜水泡脚也可以起到温壮下元的作用，对遗尿患儿的治疗有一定的辅助作用。

第八节　小儿口疮的诊治经验

口疮，西医学称为口腔炎，是一种小儿常见的口腔疾患，可单独发生，或伴发于其他疾病，其发生既有外感热病、过食肥甘厚腻等外因，也有肾阴不足、阴虚火旺等内因。《小儿卫生总微论方·唇口病论》有"风毒湿热，随其虚处所著，搏于血气，则生疮疡……发于唇里，连两颊生疮者，名曰口疮"的记载，指出小儿口疮的发生与风毒湿热搏于血气相关。《幼幼集成》一书也有"口疮者，满口赤烂，此因胎禀本厚，养育过温，心脾积热，熏蒸于上，以成口疮"的论述，认为小儿口疮的发生与家长喂养过温致心脾积热有关。现常认为外感热病、心脾积热及阴虚火旺致火热之邪循经上炎，灼伤口舌为小儿口疮的主要病因病机。罗笑容教授认为小儿口疮为虚实夹杂之证，火邪为主要致病之邪，有实火及虚火之分，其发生与小儿"三不足两有余"密切相关，治以立足小儿本虚为原则，以清泻心脾之热及养阴生津降火为法。

一、病 因 病 机

罗笑容教授认为火邪为小儿口疮的主要致病之邪，分实火与虚火两类。火邪为阳邪，其性炎上，易侵害人体上部，灼伤口舌，发为口疮。

小儿脏腑娇嫩，形气未充，具有"三不足两有余"的生理特点。罗笑容教授认为小儿口疮的发生与小儿生理密切相关：小儿肺常不足，卫外不固，岭南为湿热氤氲之地，稍有不慎即易外感热病，首犯肺卫，继而内乘脾胃，火热循经上炎灼伤口舌，发为口疮。小儿脾常不足，脾胃运化功能偏弱，易饥易饱，一方面饮食喂养稍有不慎则易内生积食蕴积脾胃，继之郁而化热，循经上炎发为口疮；另一方面脾气不足，津不上泽，致上焦虚火旺盛而发为口疮。小儿肾常虚，肾阴不足则阴阳失衡致心肾不交，则水不制火、虚火上炎发为口疮。小儿为纯阳之体，心肝常有余，平素情志失调大喜大怒伤及心肝化火，火邪上炎发为口疮。

罗笑容教授认为小儿口疮为虚实夹杂之证，与心、脾胃、肾密切相关，治疗上应分清虚实之火，辨清疾病虚实之偏重，同时明辨脏腑以对证下药。

二、临 证 心 得

1. 辨虚实偏重

凡出现小儿口疮起病急且病程短，口舌生疮溃烂疼痛明显，局部伴有灼热感，或兼见发热，或见口臭等，小便短赤，大便干结者多为偏实；若为小儿口疮起病缓慢且病程较长，口舌生疮溃疡偏少及疼痛不甚，或兼神疲、面部颧红、五心烦热，口干者多为偏虚。

2. 辨所属脏腑

脾开窍于口、心开窍于舌、肾脉连接舌本、胃经络齿龈，三脏（一腑）热盛，火热之邪循经上炎发为口疮。因此，根据溃疡所生长部位辨清其所属的脏腑：溃疡见于舌尖或舌底者，多属心；溃疡见于口峡部、齿龈、上腭、口角者多属脾胃；溃疡见于舌根者，多属肾。

三、辨 证 分 型

1. 风热乘脾

常见于急性病程，为小儿外感后出现口疮之症。小儿肺常不足，卫外不固，外感温热之邪内乘脾胃，口疮多长在口峡部、齿龈、上腭、口角等处，罗笑容教授常以疏风解表、清热解毒佐以滋阴为治法。

症状：口舌生疮数量较多，常以口峡部、齿龈、上腭、口角、口唇等处为主，灼热疼痛明显，痛甚流涎拒食，或伴发热，口臭，咽喉疼痛，烦躁不宁，小便短赤，大便干结，舌质红，苔薄黄，脉浮数，指纹浮紫。

治法：疏风解表，清热滋阴。

方药：银翘散加减（金银花、连翘、牛蒡子、蒲公英、生石膏、竹茹、玄参、麦冬、知母、甘草）。

方药分析：以银翘散加减疏风解表，清热滋阴。罗笑容教授认为本方疏风清热不伤正，且兼具滋阴护阴液之功。方药以金银花、连翘疏风解表、清热解毒，牛蒡子疏散上焦风热、解毒利咽，蒲公英清热解毒，生石膏清热护阴兼除烦止渴，竹茹清热除烦，玄参、麦冬滋阴降火，知母泻火除烦滋阴，甘草调和诸药。诸药合用，达疏风解表，清热滋阴，口疮乃去之功。

临证加减

发热不退者，加羚羊角粉、青天葵以助清热解毒。

口疮见色黄糜烂者，加薏苡仁、鸡蛋花以清热利湿排脓。

咽喉肿痛者，加射干、板蓝根以清热利咽。

神疲、头身困重及腹胀者，加大腹皮、鸡蛋花等以清热利湿。

口臭食积者，加谷芽、鸡内金等消食化积。

大便干结未解者，加少量大黄（后下）以助通腑泻热。

2. 心脾积热

常见于急性病程，多为小儿伤食、伤乳后出现口疮之症。小儿心常有余，脾常不足，且加之家长喂养不当，小儿过食温热、辛辣油腻之品，不识温饱，脾胃运化不及，致心脾积热，郁而化火，口疮多长在舌尖、舌底、口峡部、齿龈、上腭、口角等处，罗笑容教授常以清泄心脾积热佐以滋阴为治法。

症状：口舌生疮数量较多，常以舌尖、舌底、口峡部、齿龈、上腭、口角、口唇等处为主，灼热疼痛明显，恶进饮食，口臭，面赤唇红，烦躁不安，小便短赤，大便干结，舌质红（舌尖更为明显），苔黄，脉滑数，指纹紫滞。

治法：清心泄脾，泻热滋阴。

方药：白虎汤合增液汤加减（生石膏、知母、玄参、麦冬、竹茹、淡竹叶、蒲公英、板蓝根、桔梗、甘草）。

方药分析：以白虎汤合增液汤加减清心泄脾，泻热滋阴。罗笑容教授认为本方清泄心脾积热而不伤阴，具有祛邪扶正之效。方药以生石膏清热不伤阴，知母、竹茹清热泻火除烦，玄参、麦冬滋阴降火，淡竹叶清心火除烦，蒲公英清热解毒，板蓝根、桔梗凉血利咽，甘草调和诸药。诸药合用，心脾积热得以清泄并顾护阴液，口疮得愈。

临证加减

口干渴者，加天花粉、芦根以清热生津。

口臭湿热重者，加鸡蛋花、布渣叶等以清热祛湿。

口疮见黄色分泌物者，加薏苡仁、鸡蛋花以清热排脓。

口臭食积腹胀者，加谷芽、鸡内金、莱菔子、芒果核、枳实以消食导滞行气。

大便干结难排者，加大黄、玄明粉以通腑泻热。

3. 阴虚火旺

常见于慢性病程，多为体虚阴液不足后出现口疮之症。小儿为稚阴稚阳之体，其心常有余，肾常虚，或病后体虚，耗伤阴津，久则肾阴亏虚，导致心火亢于上，肾水亏于下，最终水不制火，虚火上炎而发为口疮，口疮可见于舌根等处，罗笑容教授常以滋阴降火为治法。

症状：口疮数量不多且疮面较小，周围色不红或淡红，少许疼痛，反复发作或迁延不愈，面部颧红，五心烦热，夜间盗汗，舌质红，苔少或花剥，脉细数，指纹淡紫。

治法：滋阴降火。

方药：知柏地黄丸加减（知母、黄柏、干地、山萸肉、牡丹皮、玄参、胡黄连、太子参、石斛、甘草）。

方药分析：以知柏地黄丸加减为方，滋阴降火，辨证治疗阴虚火旺所致的小儿口疮。罗笑容教授认为本方滋补阴津又兼以清降虚火，有"壮水之主，以制阳光"之功。方药以知母、黄柏养阴清火，干地、玄参滋阴降火，山萸肉补肾涩精，牡丹皮清泄相火，太子参、石斛养阴生津，甘草调和诸药。诸药合用，共奏滋补阴津兼清降虚火之功。

临证加减

若见热病后阴虚口干甚者，加麦冬，加重太子参、石斛以养阴生津。

低热不退或五心烦热者，加地骨皮、白薇以清虚热，并加重太子参等以益气生津清虚热。

大便干结或见羊粪状者，加火麻仁以润肠通便。

四、用药特色

1. 顾护脾胃为先

罗笑容教授临证尤为强调顾护小儿脾胃的重要性。小儿口疮的致病之邪主要为火热之邪，在治疗时常以清热降火、滋阴降火为法。然而，小儿脏腑娇嫩，形气未充，具有"三不足两有余"的特殊生理特点，其脾常不足尤为突出，且在岭南地区小儿脾胃虚弱更为明显。若一味地使用大苦大寒等清热降火寒凉之品，定将损伤小儿脾胃，败坏小儿阳气；又或者过度地使用滋补滋腻等滋阴降火甘润之品，则易困阻小儿脾胃气机，使脾胃运化失司。临床中有的患儿口疮病情反复，细追问病史发现为服用过多的"凉茶"所致，岭南地区素喜凉茶，而凉茶多为苦寒之品，过服后碍胃滞脾致湿滞中阻，化湿化热，热灼肉腐发为口疮。因此罗笑容教授在治疗小儿口疮时强调以顾护小儿脾胃为先，在清热降火之时慎用大苦大寒伤阳的药物，以防损伤脾阳；在滋阴降火之时不过用滋腻碍脾的药物，以防阻碍脾胃气机。

2. 清热药物的运用

火热之邪为小儿口疮的主要致病之邪，常用清热药物治疗之。但小儿脏腑娇嫩，形气未充，为稚阴稚阳之体。虽需使用清热药物清泄火热之邪，但不可过用清热解毒之品。过用则常易耗伤小儿正气，损伤小儿脾胃。罗笑容教授十分强调顾护小儿正气，注意清热药物的选择及用量，临床中少用大苦大寒之品，选择清热药时尽量选择偏平和且伤正气较少的药物，常使用淡竹叶甘寒之品以清心火，知母以清热泻火、滋阴润燥，天花粉以清热泻火、生津止渴，金银花以清热解毒、疏散风热，蒲公英以清热解毒、利湿通淋，板蓝根以清热解毒、凉血利咽等。

3. 滋阴药物的运用

对于阴虚火旺型小儿口疮，使用滋阴降火类药物时罗笑容教授注意以脾胃为先，不可过用滋腻药物困阻脾胃气机。罗笑容教授常用增液汤为基础方，玄参、麦冬、干地等药物滋阴降火、生津止渴而不过分滋腻致困阻脾胃气机，同时配合适量健运脾胃之药以达事半功倍之效。

4. 消食药物的运用

心脾积热为小儿口疮发病的一个主要病机，前已讲述小儿心常有余，脾常不足且不识温饱，过食温热、辛辣油腻之品，脾胃运化不及，致心脾积热，郁而化火。因此小儿口疮发病的同时常与脾胃积滞一同出现，故罗笑容教授在治疗小儿口疮时常运用消食导滞的药物助消化以使清泄心脾积热达事半功倍之效。临床中其常用鸡内金、莱菔子、芒果核等消食导滞药物，鸡内金药性平和，且消食导滞化积作用较强，同时兼具健运小儿脾胃之功，常用于治疗各类食积之症；莱菔子消食化积之中尤善行气消胀，对小儿口疮兼见食积腹胀尤为合适；芒果核为岭南地区道地药材，具有健胃消食，化痰行气之功，罗笑容教授常兼用之治疗内有食积，脾失健运的口疮患儿。

5. 祛湿热药物的运用

岭南为湿热氤氲之地，湿热易困阻小儿脾胃。脾为湿困而现健运失常，湿阻中焦致郁而化热，继而发为口疮。故罗笑容教授处方时常根据患儿情况加入祛湿清热之品，如鸡蛋花、布渣叶等。鸡蛋花为岭南道地药材，其生长于岭南湿热之地，其祛湿清热之力较强，是罗笑容教授常用的清热祛湿药之一；布渣叶功能清热利湿、消食化滞，在治疗小儿口疮时加入此药常可起到健运脾胃之功。

6. 行气通腑药物的运用

小儿心脾积热，脾胃升降失常，胃气不降腑气不通，向上发为口疮，向下发为便秘，故小儿口疮常兼见便秘之症。然小儿脾常不足，为虚寒之体，为避免苦寒伤正，罗笑容教授极少使用苦寒泻热之药。针对兼有便秘之小儿口疮，罗笑容教授常于处方之中加入行气通腑之品，如枳壳、厚朴等，常可收到较满意的效果。枳壳苦、辛、酸，微寒，有理气宽中，行滞消胀之效；厚朴苦、辛，性偏温，可下气宽中，消积导滞；两药合用，一温一寒，既可加强行气消滞之功，又防寒凉伤正之弊。

五、预防调护

1. 纠正不良的生活习惯

小儿平素爱吮吸手指、咬指甲、咬唇舌等不良生活习惯都容易导致口疮的发生，因此在日常生活中家长应注意引导小儿养成良好的生活习惯，对小儿的不良行为应及时予以纠正，保持小儿口腔卫生。

2. 注意口疮溃疡面的护理

可以在口疮溃疡面涂抹适量的西瓜霜粉末，以起到消肿止痛的作用，但若为虚火而致的口疮则不适合，否则易损伤脾胃加重病情。同时注意在进食后可以用清水或淡盐水漱口，以清除口腔内的食物残渣。

3. 食疗方及饮食调整

在口疮时期应多饮水，避免进食辛辣刺激的食物，做到饮食清淡，同时食用流质或半流质食物，可以减轻进食引起的疼痛等不适感。罗笑容教授临证常用食疗方：芫荽豆腐鱼头汤（或者芫荽豆腐鱼片汤），芫荽开胃消滞、豆腐宽中除胀、调和脾胃，鱼肉能提供营养又容易消化，适当食用可缓解小儿口疮之不适。此外，平时注意合理饮食，注重呵护脾胃，不可过食，过食伤脾引起积滞化热，可诱发口疮的发生。

4. 配合小儿推拿

若为实火而致的口疮，可以应用清脾经、清胃经、清心经、清天河水等小儿推拿手法，起到清热泻火的功效。若伴有发热，再同时配合退六腑、清天河水等。若为虚火所致的口疮，可以加揉二人上马、推涌泉、推补肾经等，起到滋阴清热的功效。

5. 其他

保证充足睡眠，坚持适量的体育锻炼，保持心情愉悦。

第九节　小儿便秘的诊治经验

早在《诸病源候论》一书中已有对小儿便秘的病因病机论述。《诸病源候论·小儿杂病诸候·大便不通候》:"小儿大便不通者,脏腑有热,乘于大肠故也……热实,故大便燥湿不通也。"《诸病源候论·小儿杂病诸候·大小便不利候》:"小儿大小便不利者,脏腑冷热不调……故小便涩,不流利也。"罗笑容教授认为在岭南地区,小儿便秘与脾气不足推动无力及热盛伤津、肠道失濡密切相关,在辨证施治上立足病因以顾护脾胃为前提,以运脾益气及清热滋阴为法,用药平和免伤脾胃,中病即止。

一、病 因 病 机

罗笑容教授认为湿、热之邪为小儿便秘的主要致病之邪,脾虚不运及肠道失濡致大肠传导功能失常为主要病因病机。

小儿五脏六腑成而未全,全而未壮,具有"三不足两有余"的生理特点,更易受岭南湿热气候的影响。小儿脾常不足,其脾胃素虚,而岭南常年湿热氤氲,更易困阻脾胃气机使脾胃更虚,加之岭南地区素有贪凉饮冷、嗜海鲜、喜煲汤、喝凉茶等饮食习惯,易伤脾胃,稍有饮食失节,寒温失调,或作息不当、情志失畅即损伤脾胃,脾气受损则运化失司,继之脾气不足无力推动,致大肠传导失常,腑气闭结,则发为便秘。小儿肺常不足,其肺脏娇嫩,易受岭南地区湿热之邪影响,外感湿热时邪后传入气分,内入阳明热蕴大肠则热结燥屎内生,热邪日久灼伤津液则大肠津亏、失于濡养,燥屎不得下通则发为便秘。

二、临 证 心 得

1. 注意年龄

若为新生儿,多为热蕴大肠,胎便郁结所致,主要表现为排便困难,眠时辗转不安,啼哭叫扰,面赤唇干,拒食拒按,指纹紫滞,有少数则为禀赋不足,气机不调所致,临床表现为气虚或阴津亏损的证候。若为婴幼儿发病,则以虚证为主,而肠热者少见。若为儿童发病,则主以脾虚气郁、食滞为主。临床中须详细结合患儿年龄及病情加以辨证。

2. 注意虚实

小儿便秘多为虚实夹杂之证,临证时应注意患儿虚实之偏重。虚证为主者,应分清气虚与津亏;实证为主者,应辨清热盛与气郁、食滞等。

三、辨 证 分 型

1. 脾虚不运

小儿脾常不足，脾胃运化功能偏弱，稍有不慎则易脾气受损，进而导致化生失职则气血无以化生，气不能生则脾更无以运化，进而气机郁滞。因此脾虚不运所致小儿便秘的病机体现在脾气不足及气机郁滞两方面。对于脾虚不运所致的小儿便秘，罗笑容教授认为重在点拨气机，其重点强调脾重在运而不在补，认为小儿虽脾胃虚弱，但不可一味补脾，过补则壅滞气机，峻消则损脾伤正，应补而不滞，攻而不伤。故治疗小儿便秘予运脾之药较多，常以四君子汤合六磨汤加减治疗小儿脾虚不运所致的便秘。对于补益之药，罗笑容教授用之较慎，常常在汤药中加入较为平和又可通便之品如生白术，其兼具健脾益气及濡润肠腑之功。

症状：神疲乏力，少气懒言，面色苍白少华，时有便意，大便不干但努挣难下，挣时汗出短气，目眩心悸，便后疲乏，舌淡，苔薄，脉细弱，指纹浅淡。

治法：健运脾胃，益气通便。

方药：四君子汤合六磨汤加减（太子参、茯苓、白术、甘草、枳壳、槟榔、乌药、木香）。

方药分析：四君子汤合六磨汤健运脾胃、益气助导、理气通便。方药以太子参易人参，太子参益气健脾兼以润肺生津，白术健脾燥湿、助脾运化，茯苓渗利湿浊、健运脾气、兼使太子参、白术补而不滞，乌药行脾胃气滞，槟榔、枳壳破气导滞消积，木香健脾行气，配以甘草调和诸药。诸药合用，共奏运脾益气、理气助导之功。

临证加减

气虚甚者，加黄芪、党参以益气。

食滞气郁者，加鸡内金、谷芽、芒果核以消食助导。

腹胀甚者，加厚朴、大腹皮以下气除满。

湿热者，加鸡蛋花、布渣叶以祛湿健脾。

呕吐者，加竹茹、柿蒂以降逆止呕。

汗多气短者，加麦冬、五味子以益气生津。

2. 肠道失濡

小儿肺常不足，易受岭南地区湿热气候影响，外感湿热之邪传入气分、内入阳明则热结燥屎内生；小儿脾常不足，且不识温饱，家长喂养不当，积食化热，内热伤津，加之脾胃虚弱中焦不运，气血生化无源，津液不生，阴液亏损肠涩失濡。各种原因致肠道津亏失濡，无水则舟楫不行，故对于肠道失濡所致的小儿便秘，罗笑容教授立足中焦，常以清热、滋阴、润肠为基本法则，对症下药，以增液汤为基本方，取其增液行舟之意，以达通导大便的目的。

症状：大便干结难解，排便困难，甚则便秘不通，粪便干硬似羊粪，腹胀不适，或面红身赤，或口干口臭，或口舌生疮，舌红，苔黄燥，脉细数，指纹色紫。

治法：清热滋阴，润肠通导。

方药：增液汤加减（玄参、麦冬、干地、金银花、黄芩、火麻仁、瓜蒌仁、川朴、枳壳、甘草）。

方药分析：以增液汤为基础方以增液润燥，再配以清热、润肠、行气之品。方药以玄参滋阴降火、泄热软坚，麦冬、干地滋阴增液、泄热降火，金银花、黄芩清热解毒，火麻仁、瓜蒌仁润肠通便，川朴、枳壳行气除胀消满，甘草调和诸药。诸药合用，使阴液得复，热结得除，满胀得消，诸症可愈。

临证加减

食滞口臭者，加鸡内金、谷芽、芒果核以消食助导。

口干甚者，加天花粉、沙参以养阴生津止渴。

口舌生疮者，加蒲公英、板蓝根以清热解毒。

腹胀痛甚者，加木香、槟榔以行气导滞。

呕吐者，加竹茹、柿蒂以降逆止呕。

夜寐不安者，加灯心草、淡竹叶以清心宁神。

四、用药特色

1. 慎用攻法，免伤脾胃

临床见小儿便秘，如不分寒热随即以攻为法，致脾胃受损，则诸邪遂生。小儿五脏六腑成而未全，全而未壮，因其"三不足两有余"的生理特点，小儿脾胃素虚，加之岭南之地地卑而土薄，小儿脾胃虚弱尤为明显。若见小儿便秘则用攻下之法通导大便，势必严重损伤小儿脾胃，脾胃受损则百病尤生，脾气更虚致运化无力、气血生化无源则进一步加重便秘。罗笑容教授强调，攻下之法的应用，应注意病之标本缓急，实证便秘者，若有必下之势，则应当下则下，但定不可太过，须中病即止，或削其大半而止；虚证则宜缓图。故罗笑容教授治疗小儿便秘强调应慎用攻法，免伤脾胃，主以益气导滞、濡润肠腑、通导大便为基本法则。

2. 用药平和，顾护正气

小儿脾常不足，患病后"易虚易实""易寒易热"，故罗笑容教授临证注意顾护小儿纯阳之气，用药多选性味平和之类。由脾虚不运推动无力所致的小儿便秘，罗笑容教授强调健运脾胃，不可过补壅塞脾胃气机，用药简单平和，少用大温大补脾胃之品。对于体内有热的患儿，用药轻灵，选用的凉药以微寒之品为主，少用苦寒伤阳的药物，以达清热而不伤正的目的；兼用平和的通导大便之品，慎用生大黄等一类的攻下药，以防损伤中焦薄土。

3. 注重辨证施食及儿推外治法

小儿由于依从性较差，罗笑容教授还十分注重饮食疗法及小儿推拿。药食施治及小儿推拿内外治法相结合，不仅能收到更为满意的疗效，而且也能作为平时小儿便秘的预防保健。在饮食疗法上，罗笑容推荐了以下几个食疗方。

（1）蜂蜜芝麻糊：黑芝麻 500g，洗净，焙干研碎，每次 15g，蜂蜜适量调和，每日 2 次，当点心吃。适宜于肠燥便秘者食用。

（2）桑椹汁：新鲜黑桑椹挤汁，每次服 15ml，每日 2 次。或用鲜桑椹 2000g，绞汁，先将白砂糖 500g 放入铝锅内，加水少许，煎熬，待糖溶化后加入桑椹汁，一同熬成桑椹膏。每日 2 次，每次 15g，开水化服，连服 1 周。适宜于血虚肠燥便秘者服食。

（3）决明子茶：决明子、肉苁蓉各 10g，炒熟研末，用沸水冲泡，加蜂蜜适量，代茶频饮。用于阴虚肠燥便秘。

（4）蛋奶蜜：鸡蛋 1 个。打入 250g 牛奶中，煮沸后加入蜂蜜适量每日早晨服用。适宜于血虚肠燥便秘者服食。

（5）黄芪红枣茶：黄芪 15g，红枣 3 个，煲水代茶饮，用于气虚便秘。

小儿推拿方面，罗笑容教授选穴以七节骨、龟尾、大肠、板门为主。手法如下：①推下七节骨：由第 4 腰椎至尾骶骨（七节）自上而下用推法推 200～500 次；②揉龟尾：尾骶骨处（龟尾）用揉法逆时针揉 300～600 次；③清大肠：自食指桡侧边缘至虎口（板门）离心推 100～300 次；④推板门：大鱼际隆起处（板门）逆时针揉 50～200 次。

4. 注重治未病思想，重视日常预防及调护

在小儿便秘的诊治中，罗笑容教授十分注重中医治未病的思想，她认为日常预防及调护十分重要。因此，罗笑容教授强调：①注意合理的膳食，以清淡饮食为主，少食辛辣、炒香类等厚味类食物，适当多进食蔬菜，尤其是粗纤维类蔬菜，适量进食有辅助通便作用的水果如香蕉、火龙果等；配合足够量的饮水。②注意日常生活起居，进行必要的体育锻炼，促进胃肠蠕动。③从小培养定时排便的习惯，必要时对患儿进行排便训练等。

第四章 临床验案

第一节 小儿发热医案

病案 暑热发热

姓名：林某。性别：男。年龄：6 岁。初诊日期：2014 年 7 月 12 日。

主诉：发热 3 日。

主症（望、闻、问、切）：患儿外出后出现反复高热，体温最高为 40.2℃，精神疲倦，微恶寒汗出，口干欲饮，时恶心欲呕，无咳嗽流涕，无喘促，无抽搐，纳眠一般，二便调。舌红，苔花剥，脉滑数有力。查体：咽充血（+），双侧扁桃体Ⅰ度肿大，双肺呼吸音清，未闻及干湿啰音。

诊断：外感发热。

辨证：暑热伤阴。

治法：清热生津，益气和胃。

处方：竹叶 3g　西洋参 6g　麦冬 6g　石膏 15g（先煎）　法半夏 7g　射干 8g　连翘 6g　怀山药 10g　甘草 3g（2 剂）

分析：7 月正值炎夏季节，患儿外出后感受暑热之邪，微恶寒汗出为表证未解之象；邪热留恋气分，故见身热有汗不解、脉数；口干、苔花剥是阴伤之兆；精神疲倦为气虚之征；恶心欲呕为胃失和降所致。治当清热生津，益气和胃，方拟竹叶石膏汤加减。

服药后，患儿体温逐渐下降，但次日仍有低热，于早上再服一剂，但家长要求住院，收入院后，患儿低热渐退。

按语　本方在《伤寒论》中治"伤寒解后，虚羸少气，气逆欲吐"证。在实际运用中，凡热病过程中见气津已伤、身热有汗不退、胃失和降等均可使用。对于暑温病发热气津已伤者，尤为适合。方中竹叶配石膏清透气分余热，除烦止渴为君；西洋参配麦冬补气养阴生津为臣；半夏降气和胃以止呕逆为佐；甘草和脾养胃以为使；连翘疏风清表邪；射干利咽；怀山药益气，顾护中焦脾胃，以防寒凉之品伤正。方中半夏虽温，但配入清热生津药中，则温燥之性去而降逆之用存，且有助于输转津液，使参、麦补而不滞，此善用半夏者也。全方清热与益气养阴并用，祛邪扶正兼顾，清而不寒，补而不滞，为本方的配伍特点。本方实为一清补两顾之剂，使热清烦除、气津得复，诸症自愈，正如《医宗金鉴》说："以大寒之剂，易为清补之方。"

第二节　小儿咳嗽医案

病案一　热退后寒咳

姓名：陈某。性别：男。年龄：11 月龄。就诊日期：2019 年 9 月 9 日。地区：广东广州。

主诉：咳嗽 2 周。

主症（望、闻、问、切）：发热热退 2 日，刻下神清，精神可，咳嗽痰不多，打喷嚏，无恶寒，无喘促，无鼻塞流涕，无呕吐腹泻，胃纳可，大便隔日 1 次，小便常。舌淡红，苔白稍厚，指纹淡红于风关。查体：咽充血（±），双侧扁桃体Ⅰ度肿大。双肺听诊呼吸音稍粗，未闻及干湿啰音。

诊断：小儿咳嗽。

辨证：肺宣肃失司之寒咳。

治法：宣肺散寒，化痰止咳。

处方：苏梗 6g　法半夏 6g　橘红 3g　芒果核 9g　款冬花 6g　紫菀 6g　茯苓 6g　柿蒂 6g　北杏仁 5g　枇杷叶 5g　甘草 3g（3 剂）

医嘱：水煎服，日 1 剂，共 3 剂。忌食生冷、辛辣、油腻食品及腥膻发物。

服 3 剂后，患儿无咳嗽，胃纳可，二便常。

按语　小儿脏腑娇嫩，形气未充，肺为华盖，易受外邪侵袭，肺气宣发肃降失司，发为咳嗽。小儿脾常不足，脾脏喜燥恶湿，湿邪为患，脾之运化功能失司，则见舌淡红，苔白而稍厚。治疗上当肺脾同治，而重点在于治肺，宜宣肺散寒，化痰止咳为法。组方以二陈汤合止嗽散加减，苏梗疏风散寒解表，芒果核消导化痰，法半夏、橘红、款冬花、紫菀化痰止咳，柿蒂降气化痰，北杏仁、枇杷叶降肺气，茯苓渗湿健脾，甘草以和中。全方以疏散风寒，降气化痰为核心，以使肺复宣降之机。

病案二　儿童热咳宜轻清

姓名：丘某。性别：女。年龄：9 月龄。就诊日期：2015 年 3 月 9 日。地区：广东广州。

主诉：咳嗽、发热3日。

主症（望、闻、问、切）：发热3日，刻下低热，体温37.6℃，咳嗽，夜间及早晚明显，痰不多，无气促，时喷嚏，流涕，全身无皮疹，无呕吐，无腹痛，胃纳较前减，昨日解烂便1次，小便调。舌红，苔白，指纹淡紫于风关。查体：咽充血（+），双侧扁桃体Ⅰ度肿大。双肺听诊呼吸音稍粗，未闻及干湿啰音。

诊断：小儿咳嗽。

辨证：肺宣肃失司之热咳。

治法：清热化痰，宣通肺气。

处方：苏梗6g　苇茎8g　地骨皮6g　北杏仁5g　前胡6g　桔梗5g　枇杷叶5g　瓜蒌皮6g　鸡蛋花5g　山楂5g　甘草3g　浙贝母5g（3剂）

医嘱：水煎服，日1剂，共3剂。忌食生冷、辛辣、油腻食品及腥膻发物。

二诊（2015年3月11日）：发热间隔时间较前延长，低热1次，体温为37.5℃，咳嗽较前增多，痰多，鼻塞流涕，纳差，昨日解大便3次，质烂，小便减少。舌红，苔白，指纹淡紫于风关。查体：双肺呼吸音粗，未闻及干湿啰音。

辅助检查：胸片，考虑支气管炎。

处方：苏梗6g　地骨皮6g　知母5g　云苓皮7g　柿蒂6g　桑白皮6g　葶苈子4g　射干4g　北杏仁5g　款冬花5g　甘草3g　蚕沙4g（2剂）

服2剂后，患儿无咳嗽、发热，胃纳可，二便常。

按语　此患儿发病于春季，春为风邪所主，风为阳邪，故易从热化，故患儿初诊时以发热为主症；咳嗽乃因风热犯肺，肺气失宣，逆而为咳所致；喷嚏、流涕乃因肺开窍于鼻，肺气失宣，鼻道不通所致；指纹紫主热；故中药方以苇茎、地骨皮清透肺热，北杏仁、前胡、枇杷叶降肺气，桔梗宣肺，一宣一降，调畅肺气，止咳；瓜蒌皮、浙贝母清肺化痰，苏梗利气宽胸。肺气的升降可影响全身气机，而脾胃又是全身气机的枢纽。肺气失宣，可影响脾气的升发；肺气肃降失常，亦可致胃气失于和降，受纳消磨腐熟功能失调，以致饮食内停不消而生滞，此乃先外感后生滞，故此患儿有外感症状，同时又有纳欠佳、大便烂等积滞症状，故中药加山楂消食化积，鸡蛋花清肺利肠。

二诊时，患儿发热好转，但咳嗽较前增多，痰多乃因热淫于内，炼津成痰，痰热互结，肺失清宁所致。故方以地骨皮、知母清泄肺热，配伍桑白皮、葶苈子、射干等清热化痰之品，加款冬花、北杏仁降气止咳；痰热内结，气机阻滞，故以苏梗利气宽胸；患儿仍有纳差、大便烂，故加柿蒂，现代医学研究表明柿蒂中的有机酸等有助于胃肠消化，增进食欲，同时有涩肠止泄的功效；加蚕沙燥湿和胃；小便减少，大便烂，加云苓皮使湿从小便解，大便自调。

病案三   反复咳嗽责之于脾

姓名：赖某。性别：男。年龄：1岁3个月。就诊日期：2014年9月1日。地区：广东广州。

主诉：反复咳嗽1月余。

主症（望、闻、问、切）：现为肺炎恢复期，神清，精神可，面色白，咳嗽，有痰，无发热，伴流涕，打喷嚏，昨曾微喘，胃纳一般，昨日大便烂，日一次，小便常。舌淡红，苔白，指纹淡紫于风关。查体：咽充血（-），双侧扁桃体Ⅰ度肿大。双肺听诊呼吸音稍粗，未闻及干湿啰音。

诊断：小儿咳嗽。

辨证：脾之运化失司。

治法：健脾益气，化痰止咳。

处方：苏子5g   法半夏6g   茯苓9g   橘红3g   柿蒂6g   北杏仁5g   款冬花6g   紫菀6g   防风5g   白术5g   太子参6g   甘草3g（3剂）

医嘱：水煎服，日1剂，共3剂。忌食生冷、辛辣、油腻食品及腥膻发物。

二诊（2014年9月10日）：药后咳嗽减少，近两日又咳增，有痰声，无喘促，无发热，胃纳好，小便常，大便昨日糊状。舌淡红，苔白，指纹淡紫。查体：双肺呼吸音清，未闻及干湿啰音。

处方：苏梗7g   法半夏6g   茯苓9g   橘红3g   款冬花7g   紫菀7g   柿蒂6g   北杏仁6g   谷芽10g   甘草3g   芒果核10g（3剂）

医嘱：水煎服，日1剂，共3剂。

服3剂后，患儿无咳嗽，胃纳可，二便常。

按语   小儿脏腑娇嫩，形气未充，肺为华盖，易受外邪侵袭。风为百病之长，肺卫受邪，肺气宣发肃降失司，发为咳嗽。患者肺炎病后，病后体质虚弱，易受外邪侵袭，治疗上当祛邪兼顾扶正，以防耗伤正气，引邪入里。组方以二陈汤合四君子汤加减，苏子降气止咳，法半夏、陈皮、茯苓燥湿化痰，柿蒂降逆和胃，北杏仁、款冬花、紫菀化痰止咳，防风疏风固表，太子参补益脾肺。药后咳减，近两日咳又增，考虑复感外邪，中药汤剂于前方基础上易苏子为苏梗以疏风解表，酌加谷芽健胃助运。

第三节   小儿哮喘医案

病案一   标证急除，本证显露，标本兼治，以除病根

姓名：陈某。性别：女。年龄：6个月。

主诉：咳嗽、气促1日。

主症（望、闻、问、切）：患儿不慎受凉后出现咳嗽，咳声紧，痰少，稍气促，时喉间哮鸣，低热，喷嚏，流清涕，唇红，纳欠佳，夜眠烦，大便稀烂，日解2~3次，无腥臭，小便调。舌尖红，苔白微腻，指纹淡红滞于风关。出生至今时喉间痰鸣。查体：咽稍红；双肺呼吸音粗，可闻及高调哮鸣音。

诊断：喘证。

辨证：外寒内热。

治法：疏风散寒，宣肺开闭清热。

处方：麻黄1g　苏叶3g　射干5g　蝉衣1g　茯苓9g　枇杷叶9g　法半夏5g　苏子4g　前胡5g　桔梗5g　甘草3g　柿蒂5g（2剂）

医嘱：上药水煎服，日1剂。

2剂后患儿低热退，唇红、咽红减轻，喷嚏减少，仍流清涕，咳嗽减少，痰松，量多，喉中痰鸣，稍喘促，大便烂，日解1次，双肺闻及痰鸣音及喘鸣音。考虑内热已清，表证减轻，痰浊明显，患儿年幼，素有宿痰，肺脾肾三脏不足，现辨证考虑为虚实夹杂之证，治以温肾健脾、化痰止咳平喘，拟方四逆汤合小青龙汤加减。

处方：熟附子5g（先煎）　干姜5g　炙麻黄2g　桂枝3g　赤芍7g　五味子5g　细辛2g　炙甘草15g　法半夏6g　茯苓10g　山茱萸10g（3剂）

医嘱：上药水煎服，日1剂。

3剂后，患儿咳嗽、咯痰基本消失，无喘促，肺部听诊无啰音，大便成形。

按语　患儿外感风寒之邪，邪闭肺络，肺气郁阻，致咳声紧；肺气闭郁，气不足息故气促；邪闭肺络，郁而化热，郁热熏蒸，故低热、唇咽红。治疗当急则治其标，自拟方以达疏风散寒，宣肺开闭清热之效，使患儿标急之证得除，本证显露，标本兼治，以除病根。纵观病史，此患儿为偶咳不止且顽痰难除者，属虚寒之体，本虚标实之证，治当以调本为主，化痰止咳为辅才能奏效。若苦钻于宣肺化痰止咳法之中，则病无痊愈之期。考虑患儿素有伏痰是由素体肾气不足、脾气亏虚，肾虚不能蒸动水液、脾虚水谷未能化生精微而化生痰浊蕴肺所致。外邪引动伏痰，故痰声辘辘，喉中痰鸣。故辨证应属"虚实夹杂"，虚者为脾肾不足，下焦虚寒，脾土失于温煦。实者为痰浊蕴肺，肺失肃降。故治以温肾健脾、化痰止咳平喘，拟方四逆汤合小青龙汤加减。四逆汤中附子大辛大热，温壮肾阳，补先天命门真火；干姜温中焦阳气而除里寒，且能助阳通脉，两者组方以温肾壮阳，温阳通脉。小青龙汤中麻黄宣肺气，平咳喘，桂枝温阳以利内饮之化，茯苓合姜辛味夏共奏温肺化饮，健脾化痰之功；叶天士《临证指南医案》中指出："久病血瘀，初则气结在经，久则血伤入络。"该哮喘患儿病情反复缠绵难愈，故临床不仅要关注"痰浊"为患，更要重视"瘀血"的存在，遂予赤芍活血化瘀、通肺络，合五味子且可缓姜附燥烈辛散之性。又山茱萸补肾纳气，可防开散太过，实有来复汤之意。方中散敛并用，共奏温肾健脾，化痰止咳平喘之效，使疾病得除。

病案二　热哮除邪要注意顾护阳气、中病即止

姓名：黄某。性别：男。年龄：3 岁半。初诊日期：2014 年 11 月 3 日。

主诉：咳嗽、气喘 3 日。

主症（望、闻、问、切）：患儿神清，精神可，咳嗽、气喘 3 日，痰多，无发热，鼻塞，流黄涕，胃纳差，二便常。舌红，苔薄黄，脉滑。查体：双肺听诊呼吸音稍粗，可闻及散在哮鸣音。既往反复咳喘病史。

诊断：喘证。

辨证：痰热阻肺。

治法：清热化痰，止咳平喘。

处方：炙麻黄 3g　地龙干 6g　桑白皮 9g　葶苈子 6g　浙贝母 7g　黄芩 8g　瓜蒌皮 8g　地骨皮 7g　北杏仁 7g　莱菔子 6g　甘草 3g　百部 7g（3 剂）

医嘱：上方水煎服，日 1 剂。

2014 年 11 月 10 日复诊：患儿现无气喘，咳嗽较前好转，偶有咳嗽，少许痰，无发热，无流涕，胃纳稍差，大便硬，日解 1 次，小便常。舌淡红，苔薄白，脉滑。

处方：苏梗 8g　法半夏 7g　北杏仁 7g　瓜蒌皮 8g　枇杷叶 8g　柿蒂 7g　芒果核 12g　茯苓 10g　甘草 3g　款冬花 8g（3 剂）

服用 3 剂后，经随访患儿诸症渐愈，无不适。

按语　咳喘患儿虽以素体虚寒多见，但该患儿病因是外感风热，引动伏痰，致痰阻气道，肺失宣降，气逆痰动发为咳喘。肺气失宣，鼻窍不利，津液为风热所熏，故鼻窍不通，流黄涕。患儿哮喘发作，以急则治标为主，当以清热化痰，止咳平喘为法。组方以麻黄宣肺平喘，地龙干清热平喘，桑白皮、地骨皮、黄芩、葶苈子、浙贝母清泻肺热化痰，杏仁降气止咳平喘，百部润肺止咳，瓜蒌皮润肺化痰，莱菔子消食除胀，甘草调和诸药。服药后，患儿无气喘，咳嗽较前好转，属哮喘缓解期。对于小儿，尤其是哮喘患儿，即使辨为痰热阻肺证，亦切莫过于寒凉或宣散，用药当轻清，强调中病即止，后期需注意顾护中阳。故原方去麻黄防止宣散太过，改为苏梗宣肺理气止咳；现热象不明显，去地龙干、桑白皮、葶苈子、浙贝母、黄芩、百部，用枇杷叶清肺化痰，加款冬花润肺下气化痰；患儿胃纳稍差，大便偏硬，予法半夏燥湿化痰，酌加芒果核、柿蒂健胃消食，降逆止呕，辅以茯苓健脾益气，共调后天脾胃。

第四节 小儿泄泻医案

病案一 湿热泻

姓名：罗某。性别：男。年龄：5个月。

主诉：反复腹泻1月余，加重2日。

主症（望、闻、问、切）：患儿反复腹泻，1月余前出现腹泻伴呕吐胃内容物2日，自服枯草杆菌二联活菌颗粒后腹泻止；间隔1周后再次腹泻，如此反复3次。现神清，精神尚可，面色黄，腹泻、呕吐2日，每日解大便5~6次，大便糊状，黏稠，无发热恶寒，纳眠欠佳，小便调。舌红，苔微黄腻，指纹紫滞于风关。查体：咽充血（-），双侧扁桃体无肿大。双肺听诊呼吸音清，双下肺未闻及干湿啰音。腹平软，无压痛及反跳痛。肠鸣音无异常。

诊断：泄泻。

辨证：湿热泻。

治法：清热利湿，健脾止泻。

处方：煨葛根7g 鸡蛋花3g 蚕沙4g 甘草3g 云苓皮6g 生苡仁7g 炒麦芽6g 山楂4g 柿蒂5g 芒果核8g（3剂）

医嘱：上方加水3碗煎至六七分，翻煎温服，日服1剂，服3天。并嘱其注意饮食调护，避风寒。

复诊情况：大便成形，胃纳改善。

按语 中医认为"泄泻之本，无不由于脾胃"。小儿脏腑娇嫩，肌肤薄弱，冷暖不自知，易为外邪侵袭而发病。外感风、寒、暑、热邪常与湿邪相合而为病。脾喜燥恶湿，湿困脾阳，运化失职，湿胜则濡泄。小儿脾常不足，患儿面色黄，反复腹泻，纳差为脾失健运，机体失于濡养，表现为固摄乏力之象。大便糊状，黏稠，舌红，苔微黄腻，指纹紫滞皆为湿热内蕴之象。当以清热利湿、健脾止泻为法，组方以葛根升阳止泻，鸡蛋花清热利湿，蚕沙燥湿化浊，云苓皮、生苡仁利水渗湿，炒麦芽、山楂消食导滞，柿蒂降逆和胃，芒果核理气健脾，甘草调药和中。

病案二 湿热泻

姓名：陈某。性别：女。年龄：10个月。

主诉：腹泻6日。

主症：（望、闻、问、切）患儿神清，精神稍疲倦，每日解黄色蛋花样或水样大便 10 余次，量时多时少，时有黏液及鲜红血丝，便前哭闹，无发热恶寒，无鼻塞流涕，无腹胀，无呕吐，纳差，眠可，小便量可。舌尖红，苔稍黄腻，指纹紫滞于风关。

查体：皮肤温润，有弹性，前囟、眼眶无凹陷，心肺听诊未见异常。腹平，全腹软，无压痛、反跳痛，肠鸣音 6 次/分。

诊断：泄泻。

辨证：湿热泻。

治法：清热凉血，利湿止泻。

处方：煨葛根 10g　茯苓皮 6g　藿香 5g　陈皮 1.5g　木棉花 6g　鸡蛋花 6g　蚕沙 5g　槐花 5g　白头翁 6g　扁豆花 6g　苡米 10g　苍术 5g　甘草 3g（3 剂）

医嘱：上方加水 3 碗煎至六七分，翻煎温服，日服 1 剂，服 3 日。并嘱其注意饮食调护，避风寒。

复诊情况：3 日后复诊，大便仍烂，日解 1～2 次，量中，无黏液脓血，纳欠佳，小便调。舌淡红，苔薄白，考虑湿热已去，但脾胃运化之力尚未恢复，以参苓白术散加减以健运脾胃。再服 3 剂后，大便调，无不适。

按语　大便次数增多，粪质稀烂，有黏液为泻为湿热内蕴，清浊相干，并走大肠，大肠传导失司所致；时有鲜红血丝为湿热之邪灼伤血络所致；便前哭闹为湿热阻滞气机，不通则痛所致腹痛时作；纳差为湿热阻滞中焦，脾胃运化失司所致；舌尖红，苔稍黄腻，指纹紫滞于风关为湿热内蕴之象。故本病病位在脾胃、大肠，病因病机为湿热阻滞，大肠传导失司，病性属实。三花汤是罗笑容教授治疗小儿肠炎、腹泻的经验方，方中木棉花、扁豆花、鸡蛋花合用能清热利湿，且三花质轻，药性升浮，可以起到升提作用；配合煨葛根以加强升提止泻之效，茯苓皮以利小便而实大便，槐花、白头翁以清热凉血止痢，苡米以健脾利湿，苍术、陈皮、蚕沙以健脾燥湿，藿香以芳香醒脾化湿，甘草调和诸药。

病案三　脾虚泻

姓名：张某。性别：女。年龄：7 个月。

主诉：反复腹泻 2 个月余。

主症（望、闻、问、切）：患儿反复腹泻 2 月余，现神清，精神尚可，面色白，日解大便 3～4 次，昨日解大便 5～6 次，蛋花样或糊状便，无黏液血便，无呕吐，无发热，纳眠可，小便调。舌淡，苔白，指纹淡红于风关。查体：咽充血（-），双侧扁桃体无肿大。心肺听诊无异常。腹平软，无压痛及反跳痛，肠鸣音约 4 次/分。外院查大便常规未见异常。

诊断：泄泻。

辨证：脾虚泻。

治法：健脾燥湿止泻。

处方：苍术 4g　云苓皮 6g　蚕沙 4g　甘草 3g　炒麦芽 6g　柿蒂 6g　炒山楂 4g　白芍 6g　乌梅 6g　芒果核 8g　鸡内金 3g（3 剂）

医嘱：上方加水 3 碗煎至六七分，翻煎温服，日服 1 剂，服 3 日。并嘱其注意饮食调护，避风寒。

复诊情况：3 日后大便次数减少。

按语 小儿脾胃薄弱，运化功能尚未健全，是泄泻发病最基本的内在因素。小儿素体脾虚，或久病迁延，或寒凉药物攻伐太过，脾胃阳气受损，体现为面色白、舌淡、苔白等；脾胃虚弱，脾虚则运化失职，胃弱则不能消磨和腐熟水谷，水谷精微不能输化，清浊相干并走大肠，而成脾虚泄泻。罗笑容教授主张小儿之脾当以"运"为要，加之脾喜燥恶湿，治疗当以健脾燥湿止泻为法。组方以苍术健脾燥湿，蚕沙除湿止泻，云苓皮利水以实大便，炒麦芽、炒山楂消食导滞，柿蒂、芒果核行气健脾，鸡内金健脾消积，加之患儿久泻，不免伤及阴液，乌梅、白芍敛阴增液、顾护阴分，甘草调药和中。

第五节　小儿积滞医案

病案一　以纳差为主要表现

姓名：孟某。性别：女。年龄：1.5 岁。初诊日期：2019 年 2 月 2 日。

主诉：纳差 1 个月。

主症（望、闻、问、切）：近 1 个月来进食减少，不欲饮食，不知饥饿，偶见腹胀、腹痛，无发热咳嗽，无呕吐，大便 2～3 日一解，质干结，小便正常，睡眠欠安。舌稍红，苔白腻，指纹淡红于风关。查体：咽无充血。双肺呼吸音清，未及啰音。全腹软，无压痛及反跳痛。肠鸣音无异常。

诊断：积滞。

辨证：乳食内积。

治法：消食化积，润肠通便。

处方：大腹皮 7g　玄参 8g　厚朴 4g　麦冬 7g　莱菔子 5g　甘草 3g　火麻仁 6g　稻芽 8g　生地 7g　布渣叶 6g　枳壳 6g（3 剂）

医嘱：3 剂，日 1 剂，2 碗水煮成半碗，分次温服。

二诊：服药后患儿进食稍增，未再诉腹胀腹痛，大便 2 日一行，质仍偏干。舌稍红，苔白，指纹淡红于风关。查体同前无特殊。

处方：玄参 7g　厚朴 5g　麦冬 7g　莱菔子 6g　甘草 3g　火麻仁 5g　大腹皮 7g　稻芽 8g　麦芽 8g　生地 7g　布渣叶 6g（3 剂）

医嘱：3 剂，日 1 剂，2 碗水煮成半碗，分次温服。

后随诊胃口较前明显改善，大便每日一行。

按语　本例以纳差为主症，偶可见腹胀、腹痛，不伴发热，大便干，一诊舌质稍红，苔白腻。四诊合参，病为积滞，证属乳食内积，病性属实，微热化。考虑积滞主因患儿饮食不节，脾胃消磨运化不及，饮食积滞胃肠所致。治疗重点在于消食化积、润肠通便。罗笑容教授喜用莱菔子，其始载于唐末宋初的《日华子本草》，性平，味辛、甘，归肺、脾、胃经，能消食除胀，用于积滞伴脘腹胀痛，食积实证常用之。《日华子本草》载，大腹皮能下一切气，通大小肠，健脾开胃调中，罗笑容教授认为，其性轻浮，能散无形之滞气，若腹胀较甚多加厚朴等宽中行气之药。枳壳为酸橙未成熟果实，其性苦、酸，能入肺、脾、大肠经，能降胃气，调节脾升胃降功能，故罗笑容教授多用于饮食积滞胃肠、大便不畅患儿。与之相比，枳实为酸橙幼果，较枳壳生长周期短，其气味较枳壳更为清冽，其质坚硬，不易折断，性辛、苦、酸，入脾、胃、肝、心经。罗笑容教授认为，其气力作用较枳壳强，但通腹作用稍弱，善调畅郁结不通之气。故气滞较重者用枳实；积滞兼加腹气不通、大便秘结者则多用枳壳。罗笑容教授喜用玄参、生地增液润肠，认为玄参为咸寒之品，质润多液，能滑肠而通便。麦冬，味甘，质润，归心、肺、胃经，肠燥便干患儿多用。罗笑容教授认为谷芽健脾之力强于麦芽，故素体脾胃虚弱的积滞患儿多用。

本例患儿以纳差、便干为主症，一诊拟莱菔子、布渣叶行气消积，稻芽消食开胃，玄参、麦冬、生地、火麻仁润肠通便，大腹皮、厚朴、枳壳理气通腹，甘草调和诸药。二诊患儿腹胀较前缓解，去前方行气之枳壳，罗笑容教授认为，小儿脏器轻灵，故气机不畅时只需稍加引导，使脾气得升，胃气得降，不宜过多干预，且枳壳味酸，不宜久用。余药同前。经治疗，患儿胃纳好转，腹胀满缓解，大便干结好转，脾胃功能得以恢复。

病案二　以呕吐、便黏为主要表现

姓名：林某。性别：男。年龄：1 岁 4 个月。初诊日期：2014 年 3 月 19 日。

主诉：呕吐胃内容物 1 日。

主症（望、闻、问、切）：患儿神清，精神尚可，昨日呕吐胃内容物数次，夹食物残渣，非喷射状，无咖啡样物，现暂无呕吐，3 日前曾发热，现无发热，无腹泻腹痛，胃纳差，眠一般，矢气多，大便臭秽，质烂，小便调。舌淡红，苔腻微黄，指纹淡紫滞于风关。查体：咽充血（-），双侧扁桃体无肿大。双肺听诊呼吸音清，双肺未闻及干湿啰音。全腹软，无压痛及反跳痛。肠鸣音无异常。

诊断：积滞。

辨证：脾虚食滞，湿浊困脾。

治法：运脾消积，行气化湿。

处方：苏叶 6g　藿香 6g　竹茹 7g　川朴 5g　大腹皮 8g　云苓皮 9g　谷芽 10g 布渣叶 8g　甘草 3g　鸡内金 6g　山楂 6g　泽泻 9g（3 剂）

医嘱：共 3 剂，日 1 剂，水煎后分次温服。

随诊未再见呕吐，无发热，胃纳较前改善，大便成形。

按语　本例以呕吐为主症，曾有发热，无腹痛，胃纳差，大便臭秽，苔腻微黄，四诊合参，病为积滞，证属脾虚食滞、湿浊困脾，病性属虚实夹杂。患儿呕吐、纳差、大便臭秽，既往病前曾发热，考虑积滞主要由病后调理不当，饮食不节引起。治疗重点在于运脾消积、行气化湿。罗笑容教授认为，藿香味辛，有芳香化浊之功，用于感受秽浊所致呕吐、泄泻之症，可配苏叶、半夏、厚朴、陈皮等。厚朴芳香苦燥，能行气消满兼祛湿。紫苏叶入肺、脾经，能行气宽中，常与藿香同用，治湿浊所致恶心呕恶。苏子能下气，常用于痰饮停滞、肺气上逆之证；苏梗为紫苏之茎，其理气功效更强，能使气机上下宣通，但其味稍甘，效用较为缓和，发散之力较苏叶弱。罗笑容教授认为，积滞见呕吐之症多与饮停胃肠，脾胃气机失常，胃气不降、脾气不升相关，故而治疗上一方面注重调节气机，使脾胃升降功能得以恢复；另一方面，注重祛湿化浊，促进痰饮、积滞等实邪从大便、小便排出，故常用大腹皮、茯苓皮、泽泻等行痰饮、渗水湿。以谷芽、布渣叶、鸡内金、山楂消积除滞。张锡纯在《医学衷中参西录》中说："用鸡内金为脏器疗法，若再与白术等分并用，为消化瘀积之要药，更为健补脾胃之妙品，脾胃健壮，益能运化药力以消积也。"罗笑容教授常用鸡内金治疗小儿积滞见呕吐反胃，或积滞日久转为疳证者，认为其不但能促消化，且能宽中。布渣叶常用于食积化热患儿，如苔黄腻，同时见呕恶，可加竹茹清化痰热，降胃气。山楂主消肉食积滞，其味酸，不宜多用。《本草纲目》告诫："生食多，令人嘈烦易饥，损齿。"

本例治以运脾消积、行气化湿，使邪气得除，脾胃得运，疾病痊愈。

第六节　小儿腹痛医案

病案一　不通则痛

姓名：冯某。性别：女。年龄：5.5 岁。初诊日期：2014 年 2 月 12 日。

主诉：间断脐周隐痛 1 月余。

主症（望、闻、问、切）：神清，精神稍倦，面色微黄，形体偏瘦，脐周隐痛，无呕吐，无腹泻，无发热恶寒，无咳嗽咯痰，纳差，眠可，二便调。舌淡，苔微黄腻，脉弦。查体：腹平软，脐周无明显压痛及反跳痛，肠鸣音正常。

辅助检查：2014 年 1 月 16 日外院查腹部 B 超示脐周腹腔内见多个增大肠系膜淋巴结，其中一个大小为 20.5mm×7.6mm。

诊断：腹痛。

辨证：肝郁气滞（不通则痛）。

治法：疏肝健脾，行气止痛。

处方：柴胡 7g　白芍 10g　枳壳 7g　甘草 3g　广木香（后下）6g　大腹皮 10g 郁金 7g　风粟壳 10g　猫爪草 10g　土茯苓 10g　布渣叶 10g　蒲公英 8g（3 剂）

服 3 剂后，患儿脐周隐痛减少，胃纳改善。

按语　小儿脏腑娇嫩，脾常不足。脾为后天之本，主运化水谷与输布精微，为气血生化之源，主四肢肌肉，喜燥恶湿，以升为要。小儿肝常有余，脾常不足。肝气郁滞，不通则横逆犯脾。脾气受损，水谷精微运化失司而发为腹痛。此患儿面色黄、形体偏瘦、腹痛、纳差、舌淡、苔微黄腻、脉弦皆为肝郁脾虚之象。以疏肝解郁、行气止痛为法，方拟四逆散加减。四逆散为疏肝解郁和脾之剂，配伍木香、大腹皮、郁金行气止痛，风粟壳、猫爪草、土茯苓行气散结。

病案二　不荣则痛

姓名：王某。性别：男。年龄：7 岁。初诊日期：2014 年 2 月 26 日。

主诉：反复脐周隐痛、恶心欲呕 6 月余。

主症（望、闻、问、切）：神清，精神尚可，面色黄，形体偏瘦，脐周隐痛，无呕吐，时嗳气、打嗝，叹气后稍舒适，无发热恶寒，无咳嗽咯痰，无腹痛腹泻，纳眠可，小便调，大便一日一行，糊状，质黏。舌淡，苔白，脉弦滑。查体：腹平软，脐周无明显压痛及反跳痛，肠鸣音正常。

辅助检查：自诉外院查头颅 CT、腹部 B 超、心电图、血常规未见异常。

诊断：腹痛。

辨证：脾虚夹湿（不荣则痛）。

治法：健脾祛湿，行气止痛。

处方：苏叶 8g　茯苓 12g　橘红 5g　芒果核 20g　香附 7g　郁金 7g　白芍 10g 甘草 3g　广木香（后下）6g　谷芽 12g　佛手 10g　蚕沙 8g（3 剂）

服药后，患儿脐周隐痛减少，嗳气打嗝改善，纳眠可，二便常。

按语 小儿脏腑娇嫩，脾常不足。脾为后天之本，主运化水谷与输布精微，为气血生化之源，主四肢肌肉，喜燥恶湿，以升为要。小儿脾常不足，脾气受损，水谷精微运化失司致湿浊内著。湿浊阻滞，气机升降失常而发为腹痛。此患儿面色黄、形体偏瘦、腹痛、大便烂、舌淡、苔白、脉弦滑皆为脾虚夹湿之象。治以健脾祛湿，行气止痛为法，方拟苏叶、橘红、芒果核理气宽中，茯苓健脾祛湿，香附、木香、郁金、佛手行气止痛，白芍养阴柔肝，谷芽健脾开胃。

第七节　小儿遗尿症医案

病案一　脾肾两虚，下元虚寒

姓名：张某。性别：男。年龄：4岁5个月。居住地：广东韶关。初诊日期：2018年5月。

主诉：每日夜间遗尿多年。

主症（望、闻、问、切）：初诊时症见神清，精神稍倦，面色白、少华，夜间入睡后遗尿，醒后方觉，小便清长，四肢冷，无发热恶寒，无咳嗽咯痰，无呕吐腹泻，纳眠欠佳，大便调。舌淡，苔白，脉沉细。

诊断：遗尿症。

辨证：脾肾两虚，下元虚寒。

治法：温补脾肾，固涩小便。

处方：白术 7g　陈皮 3g　覆盆子 8g　甘草 3g　金樱子 8g　桑螵蛸 10g　干地 10g　乌药 6g　益智仁 10g　菟丝子 8g

医嘱：共7剂，日1剂，水煎分温再服。

7日后复诊，有两夜未遗尿，其余天尿量明显减少。

按语 《仁斋直指小儿附遗方论·大小便诸病》："小便者，津液之余也。肾主水，膀胱为津液之腑，肾与膀胱俱虚，而冷气乘之，故不能约制。其水出而不禁，谓之遗尿。睡里自出，谓之尿床。此皆肾与膀胱俱虚而挟冷所致也。"小儿"肾常不足"，先天禀赋不足，下元虚寒；后天自我调节能力尚未完全，自我控制能力欠佳皆是小儿遗尿之病因。此患儿面色白少华、夜间入睡后遗尿、小便清长、四肢冷、舌淡、苔白、脉沉细均是下元虚寒之象。当以温补肾阳、固涩小便为法，方于止遗基本方（覆盆子、甘草、金樱子、桑螵蛸、益智仁、菟丝子）上加以白术、陈皮健脾益气。干地则在于补肾之阴，正如《新方八略引》曰："善补阳者，必于阴中求阳，则阳得阴助而生化无穷；善补阴者，必于阳中求阴，则阴得阳升而泉源不竭。"体现出阴阳互根互用，这也是罗笑容教授用药整体观念的体现。而陈皮与乌药的加入，则防止此方过于壅滞，药不能通达。此则阴阳并补，补肾健脾又行气，脾得健运生化有源，肾得温补下元得壮，膀胱气化得施而能固涩，遗尿得止也。

病案二　肺脾气虚，下元虚寒

姓名：陈某。性别：男。年龄：5岁6个月。居住地：广州。初诊日期：2018年6月。

主诉：反复夜间遗尿半年余。

主症（望、闻、问、切）：初诊时症见神清，精神可，面色黄，经常胃纳呆滞，无恶心，无呕吐，无发热，平素有鼻炎史，易鼻塞流涕，易感冒，易汗出，大便通，遗尿，每晚1次。舌淡，苔白，脉沉滑。查体：咽充血（-），双侧扁桃体无肿大。双肺听诊呼吸音清，未闻及干湿啰音。腹软，无压痛及反跳痛。

诊断：遗尿症。

辨证：肺脾气虚，下元虚寒。

治法：补肺健脾，补肾固涩。

处方：桑螵蛸10g　太子参10g　白术7g　茯苓10g　甘草3g　陈皮3g　益智仁10g　金樱子10g　覆盆子10g　防风5g　糯稻根10g

医嘱：共7剂，日1剂，水煎服。

药后胃纳好转，汗出较前减少，遗尿而止。

按语　小儿生长旺盛，发育迅速，对水谷精微的需求迫切，然小儿五脏六腑成而未全，全而未壮。小儿脾常不足，易受喂养不当、饮食失节或疾病等影响，而出现纳呆、腹痛、大便烂等症状。而脾土生肺金，脾为肺之母，母病及子，故脾虚小儿易出现肺虚表现。肺虚主要以肺气虚为主，肺主皮毛，藩篱疏则易汗出，也易感受外邪，易感冒；肺开窍于鼻，肺气虚则易有鼻窍不通之表现，如鼻塞流涕。肺脾两虚，进一步发展可致肾虚。肺金生肾水，脾主运化水谷精微，是后天之本、生化之源；肺脾不足进而肾虚不能固涩膀胱，膀胱不约而致遗尿。患儿面色黄，黄主土，此脾虚之象。而舌淡，苔白，脉沉弱者，符合肺脾肾虚，下元虚寒之证。治疗上当补肺健脾，补肾固涩。罗笑容教授在组方上，除用遗尿症之基本方之外，加用异功散以益气健脾，此法前面已有讲述，不再重复。然补肺之药如何？罗笑容教授加用防风，此方用太子参、白术、防风而效法玉屏风散之义，虚则补其母，应用培土生金之法。糯稻根味甘、性平，主要功效为养阴，止汗，健胃。此为罗笑容教授治疗表虚自汗常用之药，用以敛肺以治其藩篱之疏松，而又可健脾，可谓肺脾双补之品。

第八节　小儿口疮医案

病案一　心脾积热，兼有咳嗽

姓名：王某。性别：男。出生年月：2013 年 1 月。就诊日期：2014 年 11 月 29 日。

主诉：口痛、咳嗽 3 日。

主症（望、闻、问、切）：患儿神清，精神一般，口痛拒食，咳嗽，鼻塞流涕，无发热，牙龈红肿，胃纳差，大便硬，小便调。舌红，苔偏黄，指纹淡紫于风关。查体：舌尖、口峡部、齿龈、上腭、口角、口唇等处可见多个口腔溃疡，牙龈红肿；咽充血（+），扁桃体Ⅰ度肿大；心肺听诊未及明显异常。

诊断：①小儿口疮；②咳嗽。

辨证：心脾积热。

治法：清心泻脾生津。

处方：元参 8g　麦冬 6g　知母 6g　竹茹 5g　生石膏 9g　淡竹叶 5g　布渣叶 7g　蒲公英 6g　生苡仁 9g　甘草 3g　桑白皮 7g（2 剂）

医嘱：中药 2 剂，日 1 剂，水煎服。

二诊：咳嗽仍有，痰多，牙龈红肿明显好转，口疮数量减少，能进食，大便通畅成条，小便正常。舌淡红，苔薄黄，指纹紫于风关。查体：口腔见数个口腔溃疡，牙龈无明显红肿；咽充血（-），扁桃体Ⅰ度肿大；心肺听诊未闻及明显异常。

诊断：①咳嗽；②小儿口疮。

辨证：痰热阻肺。

治法：清热化痰止咳。

处方：玄参 8g　麦冬 7g　竹茹 6g　浙贝母 6g　桑白皮 7g　北杏仁 5g　前胡 8g　桔梗 6g　甘草 3g　布渣叶 8g　蒲公英 7g　谷芽 10g（3 剂）

医嘱：中药 3 剂，日 1 剂，水煎服。

按语　《诸病源候论·口疮候》指出，小儿血气盛兼将养过温，心有客热，热熏上焦，故口生疮也。此患儿考虑为平时将养过温，心脾积热，复感外邪，内外相合，脾胃热甚，火热蒸腾，耗伤津液，热势更甚，牙龈受灼而成。咳嗽、鼻塞流涕乃为感受外邪，肺失宣降之象；大便硬考虑为津液损伤，肠燥津枯所致。治疗以元参、麦冬甘寒护阴，知母、石膏取白虎汤之意以祛热存阴，淡竹叶清心火，桑白皮泄肺热止咳，蒲公英、苡仁清热解毒、消肿排脓，甘草调和诸药；二诊时患儿牙龈红肿已明显好转，口疮数量减少，大便通畅，而以咳嗽、痰多为主症，舌苔薄黄，指纹紫，考虑为热邪未清，邪热炼津成痰，痰热内阻，肺失宣降；小儿形气未充，脏腑娇嫩，苦寒用药须中病即止以防伤正，故处方以原方去石膏、知母、淡竹叶、苡仁等以防过于清热，加浙贝母、北杏仁、前胡、桔梗之品以调畅肺气，化痰止咳；加布渣叶、谷芽等消食导滞，改善食欲。服用中药3剂后，患儿基本痊愈。

病案二　心火上炎，清心兼养阴

姓名：刘某。性别：女。出生年月：2012年4月。就诊日期：2014年10月13日。

主诉：口腔黏膜溃疡4日。

主症（望、闻、问、切）：患儿神清，精神一般，口痛，咽痛，无发热咳嗽，晨起流涕，胃纳可，二便常。舌尖红，苔薄黄，指纹淡紫于风关。查体：咽充血（+），双侧扁桃体Ⅰ度肿大；口腔内见数粒小点状溃疡，手足心未见疱疹。双肺听诊呼吸音清，未闻及干湿啰音。

诊断：小儿口疮。

辨证：心火上炎。

治法：清心泻火，养阴生津。

处方：竹茹7g　连翘8g　知母7g　元参9g　板蓝根7g　蒲公英7g　布渣叶8g　甘草3g　淡竹叶6g　桔梗5g（3剂）

医嘱：中药3剂，日1剂，水煎服。

按语　《圣济总录·小儿口疮》："小儿口疮者，由血气盛实，心脾蕴热，熏发上焦，故口舌生疮。"脾开窍于口，心开窍于舌，小儿"脾常不足""心常有余"，饮食调护失宜，喂养不当，恣食肥甘煎炒之品，邪热内积心脾，心火上炎，阴液亏耗，外发为口疮。该患儿口咽部疼痛，口腔见小点状溃疡，舌尖红，苔薄黄，考虑患儿心火上炎，热盛肉腐发为口疮所致，治疗上当清心泻火为要，佐以养阴生津。组方以连翘、板蓝根、蒲公英清热泻火，淡竹叶清心火，竹茹清热除烦，知母、元参清热养阴生津，桔梗引药上行，布渣叶消暑化食，甘草调和诸药。药后患儿口腔溃疡痊愈，无口咽痛，辨证准确，用药方能有立竿见影之效。

病案三　脾胃积热，泻火当和胃，脾胃伤则百病生

姓名：袁某。性别：男。出生年月：2011年3月。就诊日期：2014年11月24日。

主诉：口腔黏膜溃疡 1 周。

主症（望、闻、问、切）：患儿反复口腔黏膜溃疡 1 周，现神清，精神一般，口腔疼痛，不欲饮食，近 2 日呕吐胃内容物 3 次，偶诉腹痛，无咳嗽流涕，昨日解大便 1 次，质稀，小便调。舌红，苔厚腻微黄，脉滑。查体：咽充血（+），双侧扁桃体Ⅰ度肿大。口腔见数粒小点状溃疡，手足心未见疱疹。心肺听诊未闻及异常。

诊断：小儿口疮。

辨证：脾胃积热。

治法：清热泻火，健脾和胃。

处方：竹茹 8g　知母 7g　布渣叶 10g　谷芽 10g　鸡内金 6g　大腹皮 8g　芦根 10g　甘草 3g　鸡蛋花 6g　云苓皮 10g　苏叶 7g（3 剂）

医嘱：中药 3 剂，日 1 剂，水煎服。

按语　《诸病源候论·口唇诸病候》云：脏腑热盛，热乘心脾，气冲于口舌，故令口舌生疮。小儿口疮，多因脾胃虚弱，加之饮食不知自节，食积于脾胃，蕴生内热，热邪循足阳明胃经上攻口舌，发为溃疡。该患儿反复口腔溃疡 1 周，口痛、不欲饮食，并见呕吐、腹痛，此为小儿内有积滞，食积化热，郁热在脾胃，日久耗伤津液，火邪上炎，热盛肉腐发为口疮，治疗当以清热泻火、健脾和胃，辅以养阴生津为法。方用知母清热泻火养阴，竹茹清热除烦止呕，芦根清热生津，鸡蛋花清热利湿健脾，布渣叶、云苓皮利湿健脾和胃，苏叶理气解表，谷芽、鸡内金消食和中、健脾开胃，大腹皮行气导滞，甘草调和诸药。小儿为纯阳之体，故热病居多，但毕竟"稚阳未充"，机体脆弱，清热同时应注意顾护脾胃，以防伤及正气。

第九节　小儿便秘医案

病案一

姓名：李某。性别：女。出生年月：2012 年 12 月。就诊日期：2014 年 2 月 12 日。

主诉：大便干结半月余。

主症（望、闻、问、切）：患儿神清，精神一般，面色青，大便不通，2～4 日一行，质硬，干结，偶腹痛不适，无发热恶寒，无咳嗽咯痰，无呕吐腹泻，纳欠佳，眠可，小便调。舌淡，苔薄白，脉沉，指纹淡紫隐隐。查体：腹平软，全腹无压痛及反跳痛，肠鸣音正常。

诊断：小儿便秘。

辨证：食滞气郁。

治法：消食导滞，软坚通便。

处方：元参 9g　麦冬 7g　布渣叶 8g　竹茹 7g　火麻仁 7g　谷芽 10g　川朴 5g　枳壳 6g　鸡内金 6g　莱菔子 5g　甘草 3g（3 剂）

医嘱：中药 3 剂，日 1 剂，水煎服。

按语　小儿五脏六腑成而未全，全而未壮，具有"三不足两有余"的生理特点。小儿脾常不足，鉴于上述的特点，虽便秘，亦不能用攻伐之物通便以伤小儿正气。此患儿面色青反映了平素脾胃虚弱的特点，大便难解，质硬，干结，偶腹痛不适，皆由于脾失健运、大肠津枯导致推动无力、肠道失濡，致粪便干结蓄留而秘结；脉沉，指纹淡紫隐隐为食不化、积滞之象。当治以消食导滞，软坚通便为法。元参、麦冬取其增液润肠之用，川朴、枳壳行气散积，火麻仁润肠，竹茹清除胃热，布渣叶、谷芽、莱菔子、鸡内金取其行气消积。配合小麦纤维素以促进胃肠蠕动，调节脏腑功能。食积得解，肠腑得润，热邪得去，故大便能通。

病案二

姓名：王某。性别：女。出生年月：2010 年 4 月。就诊日期：2014 年 2 月 26 日。

主诉：大便干结 1 月余。

主症（望、闻、问、切）：患儿神清，精神可，面色青，唇红，大便 4 日未解，矢气多，平素大便 7～10 日一行，质硬，干结，长期使用开塞露辅助通便，刻下腹部胀满，无发热恶寒，无咳嗽咯痰，无呕吐，纳可，眠可，小便调。舌尖红，苔黄，脉数。查体：腹稍膨隆，全腹无压痛及反跳痛，肠鸣音正常。

诊断：小儿便秘。

辨证：热盛伤津。

治法：清热导滞，行气通便。

处方：金银花 7g　竹茹 8g　火麻仁 8g　元参 10g　干地 10g　谷芽 12g　川朴 10g　枳壳 7g　瓜蒌皮 9g　布渣叶 10g　甘草 3g　黄芩 9g（3 剂）

医嘱：中药 3 剂，日 1 剂，水煎服；小儿捏脊、手指点穴治疗 3 日。

按语　小儿稚阴稚阳之体，易虚易实，易寒易热。且其五脏六腑成而未全，全而未壮，易受外邪所侵而出现受纳、腐熟、精微化生传输等方面异常。大便秘结常与大肠传导功能失常，脏腑功能失调有关。此患儿面色青，说明平素脾胃功能偏弱；唇红，大便难解，质硬，干结，腹部胀满，舌尖红，苔黄，脉数皆为燥热内结于肠胃、腑气不通之象。当治以清热导滞、行气通便为法。方拟金银花、黄芩清热生津，布渣叶、川朴、枳壳理气健脾，竹茹清热除烦，火麻仁润肠，元参、干地滋阴生津，谷芽行气消积；配合小儿捏脊治疗以调节脏腑功能。热邪得去，积滞得解，腑气得通，故大便乃顺。

病案三

姓名：黄某。性别：女。出生年月：2010 年 10 月。就诊日期：2014 年 11 月 12 日。

主诉：大便干结 1 月余。

主症（望、闻、问、切）：患儿神清，精神一般，面色青，近日来大便干结，硬如羊粪，无发热恶寒，无咳嗽咯痰，无呕吐，纳一般，小便调。舌红，苔黄微腻，脉弦滑。查体：腹稍膨隆，全腹无压痛及反跳痛，肠鸣音正常。

诊断：小儿便秘。

辨证：乳食积滞。

治法：消食导滞，行气和中。

处方：法半夏 8g 茯苓 10g 苏叶 8g 苍术 8g 厚朴 6g 陈皮 5g 玄参 8g 生地 8g 麦冬 8g 佛手 6g 枳实 8g 炒莱菔子 10g（3 剂）

医嘱：中药 3 剂，日 1 剂，水煎服。

二诊（望、闻、问、切）：患儿大便干结情况无明显改善，甚至出现便后肛门出血。追问病史，患儿平素喜食肉类，少食蔬菜，饮水亦少。无发热恶寒，无咳嗽咯痰，无呕吐，纳一般，小便调。舌红，苔黄微腻，脉弦滑。查体：腹稍膨隆，全腹无压痛及反跳痛，肠鸣音正常。

诊断：小儿便秘。

辨证：肠燥津枯。

治法：滋阴行气，润肠通便。

处方：北杏仁 8g 郁李仁 10g 瓜蒌仁 10g 苏子 10g 牛蒡子 8g 莱菔子 8g 黄芩 7g 茯苓 12g 天花粉 10g 太子参 7g 白术 8g 炙甘草 5g（5 剂）

医嘱：中药 5 剂，日 1 剂，水煎服。

按语 大肠包括结肠与直肠，是对食物残渣中的水液进行吸收，形成粪便并有度排出的脏器。大肠接受小肠下传的含有大量水液的食物残渣，将其水分吸收，使之形成粪便，故曰"大肠主津"。如大肠津亏，肠道失润，则会导致大便秘结不通的表现。小儿稚阴未长，若过食肉食及香燥油煎之品常可伤津耗液，如加之水分摄入少，则容易出现大肠津液不足而致便秘。治疗上以润肠通便为主要治则。初诊选用增液汤但疗效欠佳，考虑患儿肠燥津亏较重，选用三仁三子汤合四君子汤加减，加强润肠通便。

郁李仁、杏仁等药物质润多脂,善于润肠通便。盖大肠与肺相表里,北杏仁、瓜蒌仁、黄芩等药物入肺经,改善肺的宣降功能,使气以下行,津以下达,进一步增加大肠津液。天花粉为生津妙药,加之有增加大肠津液作用。此案患儿挑食,纳欠佳,予四君子汤健脾益气改善胃口,达到标本兼治的目的。

第五章　论文选录

第一节　罗笑容主任医师治疗儿科疑难病验案举隅

罗笑容是广州中医药大学第二附属医院主任医师，广东省名中医。行医 50 余载，擅长儿科疾病的诊疗工作，学验俱丰。笔者有幸师从其学习，受益匪浅，现撷罗老师临证运用补土法治疗儿科疑难病验案 4 则，介绍如下。

1. 培土生金治疗反复呼吸道感染

罗老师认为，肺脾气虚，正气不足是反复呼吸道感染的根本，又以脾虚为主。脾与肺是母子关系。《脾胃论》曰："脾胃一虚，肺气先绝。"卫气根源于下焦，滋养于中焦，升发于上焦，脾气旺盛，运化有力，气血充足上养于肺，卫气方能发挥充皮肤、实腠理、司开阖的功能。若脾胃虚弱，肺失所养，则肺卫不足，营阴不能内守。腠理疏松，卫外失固，稍有外邪侵袭便引发呼吸道感染。《金匮要略》云"四季脾旺不受邪"，故调运脾胃，培土生金，为治疗本病根本法则。

例 1　钟某，女，1 岁 8 个月，2001 年 12 月 1 日初诊。患儿出生 3 日患新生儿肺炎，6 个月后经常发热、流涕、咳嗽，每月发病 2 次，冬春季节尤甚，平素易腹泻，多汗，厌食。诊见：面色少华，额露青筋，体瘦，晨起流清涕，纳呆便溏，多汗，舌淡红、苔薄白，指纹淡。证属肺脾气虚，卫外不固。治宜培土生金，益气固表。处方：太子参、白术、煨葛根各 8g，茯苓 10g，陈皮 2g，防风、藿香、神曲、桔梗各 5g，紫苏叶、焦山楂各 6g，甘草 3g。每日 1 剂，水煎服。服 3 剂，涕止纳增，大便正常，仍多汗。上方去紫苏叶、桔梗、葛根、神曲，加浮小麦、谷芽各 10g，白芍 6g。调治 3 个月，感冒减少，约半年 1 次，胃纳转佳，体质渐壮实。

2. 健脾通腑法治疗先天性巨结肠

小儿先天性巨结肠主要症状是出生后便秘、腹胀。西医采用开塞露、灌肠、肛管排气或手术治疗。本病属中医学"锁肚""便秘"范畴。罗老师认为，此病是先天元气不足，大肠传导无力，腑气闭结所致。大便不通，浊气积聚而成腹胀，气郁日久，气滞血瘀，络脉瘀滞，则腹部青筋显现。脾为气血生化之源，先天禀赋不足，则予以调理脾胃。罗老师常用健脾通腑法治疗，取得显著疗效。

例2 陶某，女，5岁，1989年10月初诊，住院号8900122。患儿出生后常大便不通，需用开塞露通便，间有腹痛，进食过饱即呕吐，腹部比正常儿大，在当地医院按积滞治疗。近2个月腹胀加剧，呕吐频繁，需灌肠才能排便。遂到某儿童医院住院，经胃肠钡餐、钡灌肠、胃液分析等检查，诊断为先天性巨结肠，建议手术治疗，家长不愿手术而来求治。诊见：形体消瘦，面色无华，精神倦怠，纳呆，时有呕吐、腹胀，腹壁青筋显露，腹围58cm，舌淡、苔薄白，脉细。证属脾虚气滞，腑气闭结。治以健脾益气，活血通腑。处方：黄芪、太子参、茯苓、麦芽、火麻仁各15g，厚朴、枳实各9g，大腹皮、生地、丹参各10g，桃仁7g，甘草3g。每日1剂，水煎服。同时配合小儿推拿疗法（推脾土，揉八卦，分推中脘，摩腹，推下七节骨等）治疗1周，大便已通畅，无呕吐。上方去生地，加乌药7g。服药半个月，腹胀明显减轻，腹壁青筋消失，腹围46cm，精神、胃纳好转。血瘀已去，易健脾益气通腑法。处方：黄芪、火麻仁、麦芽各15g，党参、大腹皮、白芍各10g，白术8g，厚朴9g，甘草3g，枳壳、乌药各7g。治疗2周，患儿面色好转，精神胃纳佳，腹胀消失，腹围43cm，住院5周，体重增加2kg。出院后继续服上方，隔日1剂，服6个月停药。随访3年，患儿身体健康，大便通畅。

3. 健脾化痰法治疗婴儿痉挛症

婴儿痉挛症是小儿难治性癫痫之一，属中医学"痫证"范畴。痫证病因颇为复杂，多认为与痰关系密切。如《丹溪心法·痫》所说："痫证有五……无非痰涎壅塞，迷闷孔窍。"并有"无痰不作痫"之说。罗老师认为，小儿癫痫主要病因应责之痰，而脾虚不能运其津液，又是痰产生的主要根源。脾虚痰伏是小儿痫证主要病机。因此，健脾是治痰的根本法则，脾气渐充，痰不治自去，以达不治痰而痰不自生，不治痫而痫不自作的目的。

例3 张某，男，1岁6个月，于1999年10月15日入院，住院号：0054904。患儿出生后4日发热，体温40℃，伴腹胀、大便不通，无神昏抽搐，在当地医院治疗（用药不详），热退出院。第8日出现一过性肌阵挛性抽搐，持续数秒，以后每次发热或感冒即抽搐，曾多方求治，诊治不明。近3个月发作加剧，每日5~8次，多于睡醒后发作，表现为突然意识丧失，全身性痉挛性抽搐，痉挛时两臂前举，头和躯干向前屈曲，持续2~3秒，痉挛接连、持续，最多时20余次，发作后伴不自主发笑，并伴坐迟、行迟、语迟，智力低下，面色无华，纳呆，汗多，舌淡、苔白，指纹淡紫于风关内。检查脑CT示：额叶脑萎缩。脑电图示：高峰节律紊乱。证属脾虚气逆，痰阻窍道。治宜健脾理气，豁痰息风。处方：太子参、钩藤、白术、丹参、白芍各8g，茯苓10g，陈皮3g，法半夏、石菖蒲、天麻（先煎）、僵蚕各6g，炙甘草3g。同时口服泼尼松，每次7.5mg，每日2次。用药1周，抽搐减少为每日3次，10日后抽搐无再发作，2周后泼尼松开始减量，上方去钩藤加黄芪10g，以加强健脾之力。治疗1个月，患儿智力改善，能认出亲人，听懂语言；2个月后能行走，停服泼尼松。续服上方6个月停药，随访1年，患儿无抽搐发作。智力、运动、发育接近同龄儿。脑电图大致正常。

4. 培土抑木法治疗抽动秽语综合征

抽动秽语综合征以相继或同时出现多组肌肉抽动和异常发声或伴秽语为主症。表现为眨眼、缩鼻、努嘴、点头、扭脖、扭腰、甩手、抖腿、喉中发出吭吭等声。中医学对本病无论述，罗老师认为其与肝风内动有关，属"慢惊风"范畴，病机为土虚木旺生风。《小儿药证直诀·肝有风甚》曰："凡病或新或久，皆引肝风，风动而止于头目，目属肝，风入于目，上下左右如风吹，不轻不重，儿不能任，故目连眨也。"罗老师擅用培土抑木法治疗，取得显著效果。

例4 梁某，男，8岁，2002年4月8日初诊。患儿反复出现不自主眨眼、缩鼻、张口、扭脖、耸肩、腹肌抽动、喉中吭吭声2年。在某医院诊断为抽动秽语综合征，用氟哌啶醇治疗无效。诊见：面色无华，眼眶黧黑，眨眼，缩鼻，张口，扭脖，耸肩，腹肌抽动，喉中吭吭声，用意志可暂时控制几分钟，入睡症状消失。患儿平时纳呆，汗多，易感冒，上课注意力不集中，多动，舌淡红、苔薄白，脉弦细。证属土虚木旺生风。治宜培土抑木。处方：太子参、白芍、酸枣仁各10g，茯苓、葛根各15g，白术9g，炙甘草、法半夏、远志各6g，石菖蒲8g，地龙7g，钩藤12g，龙骨20g。每日1剂，水煎服。

治疗1个月后，患儿抽动减少，胃纳、面色好转。3个月后，患儿抽动消失，面色红润，感冒减少，注意力明显好转。随访1年无复发。

（原文刊于《新中医》2005年7期）

（杨丽新 许尤佳）

第二节 罗笑容治疗小儿营养不良经验

小儿营养不良是一种慢性疾病，虽然它很早被人们所认识，并积累了不少治疗经验，但由于其起病缓慢，原因主要与饮食有关，常常不易引起人们的注意与重视，一旦得病，势必会影响患儿的生长发育和智力发育，严重的甚至危及生命。其病因复杂，病情亦复杂易变，给临床治疗带来一定的困难。

罗笑容是经国家审定的广东省名中医，从事儿科临床工作 50 多年，具有丰富的临床经验。罗老认为小儿营养不良属于中医学的"疳证"范畴。病因复杂，病情亦复杂易变。临床必须根据病情轻重的不同阶段，采取相应措施，强调饮食调理与药物治疗相结合、内服药与外治手法相结合，以及防治结合等综合治疗方法。笔者在跟师学习过程中，对罗老治疗小儿营养不良的独特见解总结如下。

1. 强调防重于治的道理　注重合理喂养

罗老认为本病的发生，大多数由饮食喂养不当所致。所以注重合理的喂养是防治本病的一个重要措施，要积极宣传防重于治的道理。如对初生儿多鼓励母乳喂养，因母乳是最好的食品，以母乳为主食的，尚要注意合理断奶。断奶时间最好在婴幼儿长至 7 个月至 1 周岁为宜，同时要及时添加辅食及注意辅食的选择。根据不同年龄选择多品种、易于消化吸收，又富于营养的食物，要有正确的喂养方法，养成定时、定质、定量的喂食习惯，掌握先稀后干、先素后荤、先少后多的原则，纠正偏食、吃零食及饥饱不均等不良习惯。

2. 临床证候　重杂易变

罗老认为本病的发病机制以本虚标实为主，以脾胃损伤、气血亏弱、营血津液虚耗为病之本，而食积内滞、气机郁结、蕴生积热、瘀热搏结、虫积内聚为病之标。其病变部位都在脾胃，均由脾胃损伤引起，但并不局限于脾胃，"不止于脾胃，而亦不离于脾胃也""有积不治，传之余脏"。脾虚则肝旺，肝阴不足，肝火上炎，可兼见眼疳；脾病及心，心火循经上炎，出现口疳；脾虚内湿自生，脾为湿困，泛溢肌肤，产生疳肿胀；脾虚气不摄血，皮肤可见紫斑瘀点；甚则脾虚及肾，元气告竭，可致阴阳离决之危候。

本病的病因多样，临床上尚可多种原因互相掺杂，应首先辨别其主要原因，掌握重点。病之初期，症见面黄发稀，易发脾气，多见厌食，形体消瘦，症情较轻；随着疾病的发展，出现形体明显消瘦，并有肚腹膨胀，烦躁激动，嗜食异物等，为本虚标实，症情较重；若极度消瘦，皮肤干瘪，大肉已脱，甚则突然虚脱，则为疾病的后期，病情危重。本病证的兼证主要发生于疾病的后期阶段，临床出现眼疳、口疳、疳肿胀等。皮肤出现紫癜为病之恶候，提示气血皆干，络脉不固。病证后期阶段，若出现神萎面㿠，杳不思纳，是阴竭阳脱的危候，将有阴阳离决之变，须特别重视。

3. 本虚标实　消补兼施

罗老治疗小儿营养不良主张不能用滋腻纯补之品，否则更碍胃气，只宜疏补，补中兼通，或先补后祛邪，或先祛邪后调补，才能恰到好处。

4. 治疗以顾护脾胃为本　攻补兼顾

小儿营养不良属脾胃疾病，临床表现繁多，病情复杂，为本虚标实，虚实相兼之证。罗老认为治疗总以调理脾胃为主，以助受纳运化，根据病情的虚实，注意补益与消积兼顾。或先攻后补，或先补后攻，或攻补兼施，或寓消于补，或寓补于消。病之初期，积滞伤脾，脾胃失和，虚实夹杂，治宜消积理脾和胃；病情发展，脾胃气虚，积滞内停，虚中夹实，以虚为主，治宜益气健脾消积；病久不愈，脾胃虚弱，气血两亏，已虚至极，治宜补气养血健脾。其他兼证，随证治疗，同时要合理地补充营养，治疗各种疾病才能获得更好疗效。

5. 随各脏之虚而补之

罗老谋之发病，不离乎脾胃，又不止乎脾胃，往往虚及五脏，应在调理脾胃的基础上，兼补本脏之不足。故脾虚主以人参、白术、茯苓；肺虚可用地骨皮、橘叶、桑叶、麦门冬；肝虚可用白芍；肾虚选用益智仁；心虚可用桑椹子等。若虫积所致，亦宜兼以杀虫，用药如使君子、芦荟。

6. 健脾不在补贵在运

小儿具有"脾常不足"的特点，饮食稍有不慎则易患脾胃疾病，营养不良主要损伤脾胃。在治疗上，偏补则壅碍气机，峻消则损脾伤正。临床健脾不在补，贵在运。补中寓消，消中有补，补不碍滞，消不伤正者谓之"运"，寓有行、转、旋、动之义，运者运其微，故欲健脾者，皆在运脾，欲使脾健，则不在补而贵在运。善于调理脾胃者，可防微杜渐。

7. 临床用药特点

罗老认为小儿营养不良是主要由于摄食不足或消化、吸收利用障碍，使人体长期处于饥饿、半饥饿状态，不能维持正常代谢的营养性疾病。西医以消除病因，支持疗法为主，没有特效药物治疗。中医则有自己的优势，治病求本，标本兼顾，根据不同证型灵活选择药物。临床常用药物：①消食导滞、消疳破积药：神曲、鸡内金、麦芽、山楂、五谷虫、炒莱菔子、蚕蛹、螺旋藻、青皮、木香、厚朴、三棱、莪术等，消食破积，攻邪治标，调节胃肠受纳、吸收功能。用于疾病初期，以实积为重最适宜。②醒胃理脾药：苍术、砂仁、藿香、石菖蒲、法半夏、焦山楂、焦神曲、炒麦芽、丑牛、鸡内金等。健脾运脾，促进脾胃运化功能，帮助胃肠消化吸收。③杀虫消积药：使君子、芦荟、槟榔、芜荑、雷丸、五谷虫等。消除虫积，去除病因，用于虫疳。④健脾益气：人参、土炒白术、茯苓、山药、莲肉、扁豆、薏苡仁、黄芪、芡实，用于脾胃虚弱者。

8. 主张合理地配合其他辅助疗法

若仅单独内服中药，疗效进展较缓慢。在内服中药的基础上，适当配合食疗、捏脊、外敷等治疗手段，可提高临床收效，巩固疗效。

9. 纠正世俗常给小儿喂服凉茶的习惯

广东岭南一带，有常饮凉茶习惯。但罗老认为，对于营养不良患儿，常饮服凉茶，则与过食生冷一样，易伤中阳之气，易使受损的脾胃更加损害，可使病情加重，所以当纠正这一世俗偏见，否则难以治愈。

（原文刊于《辽宁中医杂志》2006 年 7 期）

（杨华萃　许尤佳）

第三节　罗笑容老中医治疗小儿厌食症经验介绍

罗笑容是广东省中医院儿科主任医师，广东省名中医，全国第三批老中医药专家学术经验继承工作指导老师，兼任广东省中医药学会儿科专业委员会顾问。从事儿科临床 50 余年，在长期临床实践中积累了丰富经验，擅长治疗小儿消化和呼吸系统疾病。笔者有幸跟师学习，受益匪浅，现将其治疗小儿厌食症经验总结介绍如下。

1. 诊断重问诊

厌食是小儿常见症，由于家长对独生子女的溺爱及饮食结构失调，加之发病初期其他症状表现不多，临床疗效直接受到影响，而致小儿生长发育迟缓。厌食症起病多较缓慢，病程长，发病无明显季节差异，但夏季暑湿当令，易困遏脾胃而使症状加重。罗老师认为，对小儿厌食症须重视。

厌食症患儿一般症状表现不多，临证时必须注意认真细致询问病史、临床表现，以避免漏诊或误诊。如注意询问初生时是否为胎怯、胎弱；喂养过程中有无喂养不当、饥饱失常、添加辅食是否合理；既往曾患过哪些疾病，详细追寻发病与以往病史的联系，多数可明确病因。

2. 饮食重调理

小儿厌食症病因较多，但饮食不节、喂养不当是厌食症主要诱因。家长缺乏喂养知识，盲目喂以甘肥厚味，如过食糖类、煎炸、油腻、炒香食物或滥服补品，均可损伤脾胃。也有因婴儿期未按期添加辅食，导致断奶后不能适应普通饮食者；或小儿生活无规律、进食不按时、贪吃零食、饮食偏嗜、饥饱无度，均可造成脾胃损伤。而对于其他原因所致的厌食，也会因饮食不节而加重。所以对于厌食症，须注意调理饮食，改善饮食习惯，建立规律的生活习惯和合理的饮食搭配，才能有助于厌食症的恢复。

3. 治疗重运脾

治疗小儿厌食症，宜以轻清之剂解脾气之困，拨清灵脏气以恢复转运之机，使脾胃调和，脾运复健，则胃纳自开。脾运失健者，当治以运脾开胃为主，多选用苍术、佩兰、藿香、法半夏、陈皮、神曲、鸡内金等药。若兼湿滞食积，则用燥湿、消食之剂，酌加大豆黄卷、荷叶、莱菔子、厚朴、草豆蔻、谷芽、山楂等，但化湿勿过用苦寒攻伐，消食不过用峻削通导，每须顾其正气，勿伤其正。偏虚证者当用补益，又忌用呆补，应补之不呆滞，以患儿脾胃能够运化为度。若用养阴，更须注意清补，切不可滋腻。同时在药物配伍中时时顾及调脾气兼以和胃，补益佐以助运，方中常配疏理气机、消食醒胃、化湿宽中运脾药物。

4. 久病从瘀治

小儿厌食症经久不愈者，罗老师认为，久病必瘀。故对常规治疗无效而迁延不愈者兼以祛瘀，在健脾养胃、消食导滞法中佐以活血化瘀之品，多选用赤芍、牡丹皮、桃仁、丹参、红花、三棱、莪术、当归等。气虚血瘀，脾运失司者，治以益气化瘀；阴虚液亏，血脉瘀滞者，治以养阴化瘀；肝气郁结，脾胃气滞血瘀者，治以理气化瘀；寒湿中阻，血脉瘀滞者，则治以燥湿化瘀，临床疗效可显著提高。

5. 临证重预防

小儿厌食症病因很多，饮食不节、喂养不当或长期偏食，损伤脾胃运化功能，导致脾胃不和、受纳运化失健是本病发生的主要病因病机。此外，尚与微量元素缺乏、消化系统或其他系统疾病的影响、环境、药物因素等有关。故在预防上要多从调节饮食习惯、补充微量元素、治疗原发病着手。调节饮食习惯：小儿"脾常不足"，饮食稍有不节，极易损伤脾胃，引发厌食。小儿长期嗜甜、过食高热量、高蛋白、高营养食物，或少食甚至不食蔬菜，或恣食生冷、饥饱无度等，均易损伤脾胃而致病。须注意改善饮食习惯，合理搭配饮食。而家长娇纵、营养知识缺乏，喂养不当或训斥、打骂等，亦易导致小儿厌食，临床必须注意指导家长改变对小儿饮食不正确的认识和措施。补充微量元素：小儿厌食与锌、铜、钙、铁等多种微量元素缺乏有关，其中以锌缺乏引起的厌食症最多见。据统计，厌食患儿中，缺锌者约占 50% 以上，以 3 岁小儿缺锌率最高，且女性高于男性，对缺锌小儿，予以补锌治疗。治疗原发病：全身性或消化道疾病可引起食欲不振，及时积极治疗原发病，可预防发生小儿厌食症。

6. 顽固性厌食

治疗小儿厌食症，西医除予以补锌剂外，尚缺乏有效治疗药物，常用补锌剂配合枸橼酸铁胺等含铁剂以及维生素 A、维生素 B_1、维生素 B_2 等药物。经上述治疗后，仍有许多患儿病情未能改善，表现为顽固性厌食，进而出现发育迟缓、精神不振、面色苍黄、毛发干枯等严重营养不良症状。罗老师认为，对于较轻、时间不长的厌食症患儿，可通过调理饮食结构配合中医药治疗而获痊愈。对于顽固性厌食症则需采用综合疗法，中西医结合进行治疗，内服中药调理脾胃，配合针灸推拿；去除病因，治疗原发病；补充缺乏的微量元素；调整饮食结构和习惯。还须注意小儿厌食久病多瘀，故常规治疗无效而迁延不愈者应从血瘀论治，在健脾养胃、消食导滞法中佐以活血化瘀之品。

（原文刊于《江苏中医药》2006 年 2 期）

第四节 罗笑容治疗小儿过敏性紫癜的经验

罗笑容是广东省名中医，广东省中医院主任医师，出身于中医世家，幼承家学，行医 50 余载，学验俱丰，尤其在治疗儿科疑难病方面造诣颇深。现将罗师治疗小儿过敏性紫癜之经验介绍如下。

1. 重视祛风

小儿肌肤薄，藩篱疏，最易受风邪侵袭。本病初起，皮肤紫癜变化多端，关节肿痛发无定处，皮疹此起彼伏，并伴皮肤瘙痒，符合"风者，善行而数变"及"无风不作痒"的风性特点。虽说"治风先治血，血行风自灭"，但小儿过敏性紫癜单用清热凉血止血法，疗效往往不够理想，须在方中加入足够的祛风药。这类药具有抗过敏的作用，如蝉蜕、防风、荆芥、薄荷、白蒺藜、地肤子、紫草、白鲜皮等，尤其蝉蜕一味，气清虚，味甘寒，轻浮而善除风热，可疗皮肤疮疡、瘾疹。李时珍认为：治皮肤疮疡风热当用蝉蜕，治脏腑经络当用蝉身，各从其类也。运用该药剂量宜大，10～20g 不等，轻煎，不可久煎。若出现严重血管性水肿，则可配合西医抗组胺药及激素治疗。

2. 活血化瘀贯穿始终

治疗中应始终注重活血化瘀，慎用温燥、助阳、动血之品。现代医学认为，过敏性紫癜在病理变化上主要为真皮毛细血管及小动脉无菌性炎症改变，血管壁有灶样坏死和血小板血栓形成，胃肠黏膜及关节腔内亦有类似病理改变，这与中医学离经之血不能及时排除消散，而停滞于经脉或器官的瘀血形成过程极为相似，故对本病的治疗应重视活血化瘀法。正如唐容川所说：此血在身，不能加于好血，而反阻新血之化机，故凡血证，总以祛瘀为要。由于过敏性紫癜在不同病理阶段，其瘀血的成因、部位、轻重表现以及正邪双方标本缓急不同，故活血化瘀法又常有凉血活血、养血活血之不同。凉血活血法主要用于血热血瘀证，乃热入血分、血液凝滞而成，多见于病程急性期，常用药如水牛角、丹参、生地、牡丹皮、赤芍、紫草等；后期阴虚血热则须酌加养阴之品，如玄参、阿胶、生地、白芍等。养血活血法主要用于气血两虚之血瘀证，多见于疾病后期、缓解期，常用药如熟地、当归、川芎、丹参、鸡血藤、桃仁、红花等。小儿纯阳之体，易化热，治疗中慎用辛温助阳之附子、炮姜以及走窜逐瘀之水蛭、虻虫等。现代医学研究证实，活血祛瘀法能增强毛细血管张力，降低毛细血管的通透性，减低毛细血管脆性，加速紫癜的吸收、消退。对于紫癜性肾炎，尤当使用活血祛瘀之品。

3. 善用大黄，功专效著

大黄"止血而不留瘀，尤为妙用""入血分，破一切瘀血"，又善清热解毒，更可荡涤污浊之邪，使之去有出路。大黄生用偏于泻下，多用于初发病例，尤其见有腹胀、口臭、便秘患儿；酒制偏于活血；炒炭又能止血。研究表明，大黄可以通过抑制环氧化酶代谢产物合成，以抗血栓形成，改善血液循环，最终达到祛瘀生新、消除瘀血、减低毛细血管脆性及降低毛细血管通透性的目的，促进损伤脏器与组织的修复，同时还具有抗病原微生物、抗内毒素、抗炎、防治早期肾损害、调节免疫等功能。

4. 脾胃健运不可忽视

小儿脾常不足，易为饮食所伤。小儿过敏性紫癜常由饮食不当引起，素体脾胃失健、内有积滞者，更易发生本病，并易反复发作。因此罗师提出"胃肠瘀热"证，并拟清肠泻热、破瘀化斑为大法，待瘀祛热退，继续调理脾胃，以防复发。对于病程较长而迁延反复者，常采用健脾益气法，此类方药有归脾汤、八珍汤、参苓白术散等。

5. 注意预防紫癜复发

许多辛凉解表、清热解毒药具有不同程度的抑制细菌和病毒的作用，可清除病灶，有效预防复发。对于伴寄生虫感染者，应予以驱虫治疗，此类中药有苦楝皮、使君子、槟榔、南瓜子等。过敏性紫癜患者常为特异性体质，应避免进食可能引起过敏的食物，如鱼、虾、蟹、海鲜、蛤、羊肉等。药物也是引起过敏性紫癜的重要因素，其覆盖面之广，几乎波及临床上使用的大部分西药；值得重视的是，关于使用中药及中药制剂而导致过敏性紫癜的报道亦逐年增多。故应避免再次使用与本病发生有关的药物，以防病情复发。"正气存内，邪不可干"，当鼓励患儿积极参加体育锻炼，增强体质，预防感冒；对体质较弱的患儿，可同时服用益气健脾、调节免疫的中药进行调理。对于紫癜恢复期，可采用滋阴清热、健脾益气等方法，以进一步清除余邪，调节气血，恢复脏腑的正常生理功能，以防复发。

6. 病案举例

黄某，女，7岁。2003年10月17日初诊。

患儿于1周前无明显诱因双下肢皮肤出现对称性紫癜，以双小腿踝关节上下为主，臀部有少许，色鲜红，突起于皮肤，伴瘙痒，双下肢轻度肿胀，无关节疼痛、吐泻、发热、咳嗽咽痛、尿血等，就诊前一天出现腹痛，无恶心呕吐、黑便等，舌红、苔黄，脉滑。实验室检查：血常规、尿常规、肝肾功能等均未见异常。诊断为过敏性紫癜。中医辨证属血热妄行、瘀血阻络。处方：水牛角（先煎）20g，金银花10g，赤芍10g，牡丹皮10g，丹参10g，生地12g，紫草12g，土茯苓15g，蝉蜕10g，生甘草5g，白芍12g，延胡索8g。水煎，每日1剂，分2次服。

服药3剂，紫斑明显减少，腹痛减轻，舌红、苔微黄，脉滑。上方加布渣叶12g、白花蛇舌草12g，继服4剂，诸症全消。

（原文刊于《江苏中医药》2007年10期）

第五节　纯阳理论的临床运用：罗笑容主任临床经验

"纯阳"一词最早见于《颅囟经·脉法》："凡孩子三岁以下，呼为纯阳，元气未散。"此后历代儿科医家都有论述。罗笑容主任认为纯阳理论在儿科临床有两方面含义：①纯阳阐明了小儿的生理特点。纯阳学说中"稚阴稚阳"反映了小儿"脏腑娇嫩，形气未充"的特点。阳是指体内脏腑的各种生理功能活动，而阴是指体内精、血、津及脏腑、筋骨、脑髓、血脉、肌肤等有形之质。而稚阴稚阳说明小儿时期机体各系统和器官发育及其生理功能都是不成熟和不够完善的，五脏六腑的形和气相对不足，而其中更加突出地表现在功能的发育不成熟。②纯阳揭示了小儿的病理特点。小儿脏腑娇嫩、形气未充的生理特点决定了其发病容易，传变迅速的病理特点。叶天士《幼科要略》曰："襁褓小儿，体属纯阳，所患热病最多。""小儿热病最多，以其体质属阳，六气着人，气血皆化为热。"小儿体禀纯阳，感邪后易于阳化，化热化火迅速。

罗笑容主任认为，小儿纯阳之体，感邪易于化热，加之广东地处岭南，气候炎热，易于感受热邪，故在小儿常见病尤其是外感疾病中，以热性病居多。如急性上呼吸道感染以风热型最为多见，而在暑热夏季则以湿热、暑热多见，即使感受风寒之邪，亦由于小儿纯阳之体，很快从阳化热，故在治疗过程中多选用辛凉之剂。正如徐灵胎在《医学源流论》中指出："小儿纯阳之体，最宜清凉。"在临床常见上呼吸道感染、支气管炎治疗中，罗笑容主任多用银翘散、麻杏石甘汤、桑菊饮、泻白散等方奏效。常用药物：金银花、菊花、连翘、桑白皮、蝉蜕、瓜蒌皮、薄荷、苇茎、桔梗、荆芥穗、桑叶、浙贝母等。腹泻病则多以葛根芩连汤加减施药，常用药物葛根、黄连（葡萄糖-6-磷酸脱氢酶缺乏禁用）、黄芩、鸡蛋花、茯苓皮、连翘、蚕沙。曾有一患儿，男，7岁，以"尿频伴遗尿3个月"就诊，在中山三院做过尿常规、B超、造影等检查，甚至行头颅MR检查未见异常。考虑神经性尿频予以西药治疗无效，以健脾补肾之中药治疗，均无改善，后来我科门诊就诊。罗笑容主任询问病史，查看舌象，认为患儿舌尖偏红，苔白厚稍黄，结合脉象滑诊断为淋证，属下焦湿热，施以八正散加减：黄柏、泽泻、瞿麦、滑石、车前草、栀子、通草、萹蓄，连服3剂病情明显好转，继续以清利下焦湿热法治疗，酌情予疏肝之品，1周后患儿痊愈，此后追踪1个月病情稳定无复发。故遗尿虽多见脾肾虚不固涩，但临床仍须详查舌脉，尤其小儿往往合并热证，不可一味见遗就补。

阳是指体内脏腑的各种生理功能活动，而阴是指体内精、血、津及脏腑、筋骨、脑髓、血脉、肌肤等有形之质。而稚阴稚阳说明小儿时期机体各系统和器官发育及其生理功能都是不成熟和不够完善的，五脏六腑的形和气相对不足，而其中更加突出地表现在功能的发育不成熟。故临证过程中，即使是一些虚证，罗笑容主任也不急于滋补，而是选用质轻味薄之品，合于脏气才能随拨随应。例如，治疗儿科常见消化系统疾病之厌食，罗笑容主任深谙小儿脾常不足的生理特点，而厌食则多由各种原因导致脾胃损伤，治疗则重视运脾而不是补脾，正所谓健脾不在补，贵在运，补中寓消，消中有补，补不碍滞，消不伤正，常用药物有神曲、鸡内金、麦芽、山楂、莱菔子、木香、半夏、苍术等。

罗笑容主任认为，小儿纯阳之体尚包含了生机蓬勃，发育迅速，脏气清灵，易趋康复的含义，小儿发病及时治疗，容易康复，主张儿科用药一定要中病即止。要重视药物的不良反应，不可一味依赖用药，而应该充分利用纯阳之体发育迅速的特点，科学地喂养、护理，从而预防疾病的发生。

综上，纯阳理论在儿科的生理、病理及辨证论治方面都有体现，对于指导儿科临床有重要的意义。

（原文刊于《吉林中医药》2010 年 3 月）

第六节　广东省名中医罗笑容治疗咳嗽用药经验介绍

罗笑容教授，系广东省中医院儿科主任医师，出生于岭南中医世家，从事儿科临床工作几十年，积累了丰富的临床经验，1993 年广东省人民政府授予"广东省名中医"称号，2002 年经人事部、卫生部及国家中医药管理局确定为第三批全国老中医药专家学术经验继承工作指导老师。笔者有幸随罗教授出诊，收益甚多。兹将罗教授治疗咳嗽的用药经验介绍如下。

1. 宣肺解表药的运用

对于咳嗽的患儿，罗教授开方第一味药必用宣肺解表药。常用药物为麻黄、炙麻黄、苏梗及苏叶。《神农本草经》记载麻黄主"发表，出汗，去邪热气，止咳逆上气"，麻黄能解表，又能开宣肺气，但其药力强，体弱者常不能受之，故罗教授只对咳嗽伴有气喘的患儿才用麻黄，而且无论寒热皆用之。如患儿兼有恶寒、发热等卫表证，则予生麻黄；如患儿仅有气喘而无卫表证，则予以炙麻黄。然罗教授更为常用的则是苏梗及苏叶。《本草正义》言其："致新推陈之宣剂，轻剂也。故主气下者，可使之宣发，气上者，可使之宣摄。叶则偏于宣散，茎则偏于宣通。"紫苏辛温行散，能发散风寒、宣肺止咳，但其效力较麻黄为轻，罗教授认为其更适合小儿形气未充之体。苏叶以解表为强而苏梗则行气之效佳；故咳嗽而无气喘，若有鼻塞、流涕等肺卫表证之时，罗教授常用苏叶，而无卫表之证时则常用苏梗。

2. 肃降肺气药的运用

咳嗽乃肺失宣肃而成，故理肺气宣肺之时，当予配合肃降肺气之药。罗教授认为，一升一降，肺气乃通。其常用之药为前胡、白前、北杏仁及苏子等。前胡降气化痰、散风清热，是罗教授常用的降肺气药，常配伍苏梗、苏叶为用，用于咳嗽为热证者。而咳嗽为寒证者，罗教授则会用白前，罗教授认为白前性微温而不燥烈，对于小儿稚阴稚阳之体，当用药性较为温和的药，故前胡、白前当为降气药之首选。对于有气喘的患儿，罗教授则一般会用北杏仁，《本草求真》云："苦杏仁，既有发散风寒之能，复有下气除喘之力"，常配伍麻黄、炙麻黄使用。而对于久喘不愈而痰多的患儿，罗教授则会用苏子，取其定喘祛痰，而且有除中寒之效。

3. 清肺热药的运用

清肺热药也是小儿咳嗽中常用之药，罗教授常强调肺为娇脏，小儿又为稚嫩之体，故更应注意用药不可过于寒凉，耗伤肺气。其常用于清肺热的药为桑叶、桑白皮、枇杷叶、黄芩及芦根等。罗教授用桑叶，常用于风热咳嗽。但较之桑叶，罗教授更喜用桑白皮，认为桑白皮的功效更为轻清，其清肺热而不伤肺气，乃祛邪不伤正之药品。枇杷叶有降气作用，罗教授将枇杷叶作为佐使药，使整个方药力下行，加强降气止咳之力；枇杷叶不仅清肺热，还有降逆止呕之功，故咳嗽频，咳甚呕吐痰涎之证，罗教授更喜用枇杷叶。黄芩作为清肺热之药，罗教授亦有使用，但用之较少，主要是其性味过于苦寒。故仅对于痰热盛于内之咳嗽，罗教授才用黄芩，取其清肺热而燥湿之效，然用黄芩常常一两剂而止，怕其药力过而伤及脾胃之气。芦根也是罗教授常用的清肺药，其味甘小儿易于接受，用芦根罗教授还看中其"通"的性质，认为其中空可通肺络，且还有除烦之效，故对于痰热阻肺、肺气不通之咳或小儿咳且烦躁之证，罗教授更喜用之。

4. 清热化痰药的运用

对于清热化痰药，罗教授常用的有瓜蒌皮、海蛤壳、浙贝母等。瓜蒌皮性寒味甘，罗教授认为瓜蒌皮化热痰而不伤中气，且有宽胸利气之功，故化热痰首推瓜蒌皮。海蛤壳也是清热化痰药，罗教授在痰热之咳嗽，咳而带喘，痰多时用之，常有奇效。罗教授还喜用浙贝母，但因其性寒味苦，故只有痰热之证明显且邪盛正未伤时才用，多用于早期的咳嗽，久咳一般少用之。罗教授认为川贝母与浙贝母功效相

当，但浙贝母更为便宜，故其门诊很少见其用川贝母，足可见其医德之高尚，处处
为患者着想。

5. 温肺化痰药的运用

"病痰饮者，当以温药和之"，所以温肺化痰药也是治疗咳嗽必不可少的药品。
罗教授常用的温肺化痰药有橘红、陈皮、法半夏、款冬花、紫菀。橘红与陈皮二味
药常常被用来作比较，《本经逢原》曰："橘红专主肺寒咳嗽多痰。"而陈皮《本草汇
言》言其："味辛善散，故能开气；胃苦开泄，故能行痰；其气温平，善于通达，故
能止呕、止咳，健脾和胃者也。"罗教授认为橘红功效专一而味纯，故一般 3 岁以下
者多以橘红为用，特别是 1 岁以下的患儿罗教授更喜用橘红化痰；而陈皮其味杂，
功效多而不专，罗教授一般 3 岁以上者用之，取其化痰而又健脾和胃之功效。对于
法半夏，罗教授常常让其与陈皮或橘红组成药对使用，《御药院方》言："法制半夏，
清痰化饮，壮脾顺气。"其化痰而健脾，可见罗教授时时顾护小儿脾胃之学术思想。
款冬花与紫菀，罗教授也是将它们作为药对使用，常常两者一起开出，罗教授认为
它们皆是温肺下气化痰之品，两者相须而为用，效果更佳，对于燥痰寒痰的患儿，
罗教授皆用之。

6. 敛肺止咳药的运用

对于久咳的患者，罗教授还会运用敛肺止咳药，最常用的是五味子和诃子。五味
子为止咳嗽之圣药，《唐本草》言其 "主收敛肺虚久嗽耗散之气"，罗教授认为小儿本
肺虚，加之久咳更伤肺气，故久咳者，罗教授常用之以敛肺补气。而诃子也是罗教授
常用的敛肺药，诃子较五味子有利咽开音之功，故罗教授常将诃子用于久咳然仍有咽
痛或声嘶等的患儿。

7. 消积化食药的运用

小儿脾常不足，加之不知饥饱，喂养失当，常常引起积滞。罗教授认为小儿病
脾胃最多见，常是脾胃失调在先，而后百病由生，故如何运用消积化食药其实是儿
科医生的基本功。罗教授基本每方皆有消积化食之药品，最常用的有神曲、芒果核、
布渣叶、谷芽、麦芽、莱菔子等。神曲者，《药性论》言其："化水谷宿食，癥结积
滞。"罗教授认为其不止有消食之功，还有解表之效，有外感症状如鼻塞流涕等夹滞
者，罗教授皆用神曲消食。芒果核及布渣叶皆是广东草药，罗教授尤喜用之。其中
芒果核消积行气而又可化痰，故咳嗽痰多夹滞者，罗教授用芒果核；布渣叶消食化

滞又可清热利湿，故属热证夹滞者，罗教授喜用布渣叶。罗教授常一起运用谷芽、麦芽，罗教授认为此二味药一则口感好，二则味轻不伤中气，故是小儿积滞常用药，麦芽还有一定的养阴之功效，故有阴伤之时用之效果更佳。莱菔子消积而可降气化痰，但罗教授认为其味厚而耗气，故只有当咳而带喘、痰浊壅肺时用之方可，否则会耗伤肺脾之气。

8. 虫类药的运用

罗教授认为肺朝百脉，久咳必伤及肺络，而致肺气宣降失调，故治疗咳嗽罗教授还喜用虫类药通络，常用地龙干和僵蚕。地龙干有清热定惊、通络平喘之功效，故对于肺热咳喘的患儿，罗教授喜用之。而僵蚕除了通络祛风之外，还有化痰之功效，故对于久咳伤络而又痰多的患儿，罗教授喜用僵蚕。

9. 病案举例

例1　患儿丁某，男，1岁10个月，因反复咳嗽1月余就诊。症见：面色黄少华，咳嗽，运动后、夜间咳甚，痰多，伴鼻塞流涕，无呕吐腹泻，口气重，纳眠差，小便调，大便糊状，每日2次。舌淡、苔白，脉浮滑，指纹浮紫于风关。罗教授言此为风寒犯肺、痰浊内阻之咳嗽，当宣肺化痰，温肺止咳。处方：炙麻黄2g，北杏仁5g，甘草、橘红各3g，茯苓9g，款冬花、紫菀、百部各7g，法半夏、柿蒂、神曲、枇杷叶各6g。3剂后复诊，患儿咳嗽咯痰明显好转，上方再服2剂而后愈。

例2　患儿黄某，女，5岁，因咳嗽1周就诊。症见：咳嗽痰多，色黄，流涕偶伴血丝，无发热，舌红、苔白厚，脉滑。罗教授云此为痰热阻肺之咳嗽，当以清热化痰、宣肺止咳为法，处方：苏梗、地骨皮、浙贝母、北杏仁、枇杷叶各6g，葶苈子、桔梗各5g，瓜蒌皮、前胡各7g，桑白皮8g，芦根9g，甘草3g。3剂后复诊，咳嗽好转，少许痰，已无流涕鼻塞，后予二陈汤加减而愈。

按语　此2则病案，一寒一热。例1为风寒犯肺，痰浊内阻之证。以宣肺化痰，温肺止咳为法，方拟三拗汤合二陈汤加减。三拗汤为肃肺化痰之剂，二陈汤为温肺止咳之剂，而患儿不到3岁，故罗教授喜用橘红，配伍款冬花、紫菀、百部化痰止咳，神曲疏风而消食化痰，枇杷叶下气而引药下行。例2为痰热阻肺之咳嗽，组方以苏梗宣发肺气，桑白皮、地骨皮、侧柏叶、葶苈子、芦根清肺热，瓜蒌皮、浙贝母清化热痰；苦杏仁、前胡降气化痰；桔梗及枇杷叶一升一降引药归经。

（原文刊于《新中医》2016年7月）

第七节 名老中医罗笑容治疗小儿腹泻经验

罗笑容是广东省名老中医、著名的儿科专家,出身于中医世家,幼承庭训,治学严谨,医术精湛。从医多年来,对儿科疾病的中医治疗积累了丰富经验,并著书立说以传后人。本人师从罗笑容多年,对其运用中医中药治疗小儿腹泻感受尤深,现将其经验总结如下。

1.升发中阳,风药胜湿邪

脾气升则健,阳气上升,清阳四布,元气方可充沛,生机才能旺盛。反之,脾为湿困,中气下陷,清阳不升,清浊不分,并走于下则为泄泻,因此升发脾气十分重要。在健脾药中佐以风药,取"风能胜湿"之意。风药多气轻微香,其性偏燥,能鼓舞振奋脾阳,宜开肺气,脾之清气得升,浊气得降,三焦通利,水湿则不易停留。其中风药量宜轻,取助脾胃气机流动之意,量大反可耗伤脾气。临床常用羌活、防风、升麻、柴胡之类。

2.治湿不利小便,非其治也

《丹溪心法·泄泻》曰:"世俗善用涩药治利与泻,若积久而虚者,或可行之,初得之者,必变他疾,为祸不小,殊不知多困于湿,惟分利小水,最为上策。"湿邪是泄泻的主要致病因素,治泻必须祛湿。祛湿之法,各有不同,有用藿香、佩兰、白豆蔻等芳香化湿者,有用茯苓、薏苡仁、白扁豆等淡渗以除湿者,有用半夏、厚朴、苍术、草果类苦温以燥湿者,有用猪苓、泽泻、车前子类利水以扶湿者。大抵而言,湿轻者,芳香化之,湿重者,苦温燥之。如水湿聚于肠道,大便洞泄不止,则唯以分利小便为祛湿之捷径,此即利小便以实大便之法。张子和对此甚为推崇,谓"凡治湿,皆以利小溲为主"(《儒门事亲·金匮十全五泄法后论》)。利水之法,应随其兼症而分别施治。《景岳全书·泄泻》谓:"凡泄泻之病,多由水谷不分,故以利水为上策。然利水之法、法有不同,如湿胜无寒而泻者,宜四苓散、小分清饮之类主之,但欲分其清浊也;如挟微寒而泻者,宜五苓散、胃苓汤之类主之,以微温而利之也;如湿热在脾,热渴喜饮而泻者,宜大分清饮、茵陈饮、益元散之类主之,去其湿热而利之也。泄泻之病多见小水不利,水谷分利泻自止、故曰治湿不利小水,非其治也。"由此可见,泄泻运用分利小便法,使用得当则可收立竿见影之效。临床多用此法于实证、热证、久病、虚证利水可损伤正气。泄泻日久或暴下不止而见舌红,口干思饮,皮肤干燥者,尤须注意,不得再分利小便,如再强予利水可致真阴枯涸。

3. 暴泻不可骤涩

治疗泄泻有其层次，暴泻须用健脾、燥湿、消导、分利诸法；久泻多用温补、升提，寒热错杂者，寒热并用，补消兼施。泄泻日久不愈，神色疲惫，泻下日夜无度，则非涩肠不足以止泻，此时方可用固涩。《三因极一病证方论·卷十一》总结泄泻治法曰："凡治泻须先理中焦，如理中汤、丸是也；次即分利水谷，如五苓散是也。治中不效然后断下，即用禹余粮赤石脂是也。"凡实证、热证、邪未尽者皆不宜用固涩之法。如邪虽未尽，然正气已虚，滑泄不止者宜于扶正祛邪中佐以收涩即可，不可不治邪而纯用补法、涩法，否则闭门留寇，变证蜂起、医不暇顾。在涩药的选择上，宜选用既能清化湿热、清热解毒，又可涩肠止泻的药物，如椿根皮、秦皮、石榴皮、乌梅、五倍子等。

4. 补脾不过甘，清热不过苦，用药当参诸家心得

脾胃属土而喜甘，故欲补脾胃，则多以甘药调之，如《黄帝内经》有"五味入胃，甘先入脾"的记载。《黄帝内经太素》亦曰："宜以甘味之药调其脾气，脾胃气和，即四脏可生也。"补脾之法，前贤发挥甚多，仲景创甘温健中之法，东垣发甘温升发脾阳之论，叶桂倡甘寒养胃之说，鞠通制甘淡悦脾之方，皆以甘味为主。泄泻多为脾伤积湿，甘味虽利于脾，但不利于祛湿，故暴泻少用纯甘，多用苦温燥脾、苦寒化湿之法。泄泻日久，脾气已衰，湿邪不盛者，多用甘温悦脾，临床常用黄芪、山药、扁豆、莲子、薏苡仁、芡实等药。

湿而兼热须清热利湿。黄芩、黄连、黄柏之类，虽属苦寒，但其苦可燥湿，寒可清热，于湿热证颇洽，临床亦多用之。但苦寒又可败胃，故苦寒之品又不宜过用、久用，否则势必损伤脾胃之阳。因此，在治泄泻时，用药取甘，湿邪重时则不宜过甘。苦寒清热，中病即止，以顾护胃气。诚如梁学孟谓："治泻用药不可太苦太甘，盖太苦则伤脾，太甘则生湿，惟当以淡剂利窍为最。"（《国医宗旨·泄泻病机》）。

《医碥·泄泻》谓："泄泻久不止，不可离甘草、芍药，为脾病也；不可离白术，为湿也；忌枳壳，为能宽肠也；忌当归，为能滑肠也。"指出了泄泻的用药宜忌，临床亦可参考。

5. 急泻祛湿勿忘健脾

祛湿是治疗急性腹泻的主要方法。如寒泻之用祛寒燥湿，热泻之用清热利湿，伤食泻之用消食化湿等，都着眼于治湿。但因湿是在脾运失常的情况下致泻的，故单纯祛湿，则湿去而脾运不复仍难治疗腹泻。应用茯苓、白术之健脾化湿，则可加速脾运的恢复，为治急性腹泻之要法。

6. 暴泻伤阴不宜腻补

暴泻每易伤阴，当出现口干、肤燥、溲短、泪少、舌苔剥落等伤阴失水症状时，宜选用乌梅、石斛以生津，而不宜应用地黄以养阴。因腻补药可造成水湿失运，加重脾胃负担而使病情加重。

7. 脾虚久泻慎用苦寒

在脾虚久泻的病例中，因感邪而见苔黄、舌红、咽赤、腹泻如注等热症，必须加用芩连之类以清热。由于苦寒药损伤脾阳，故应用时须适可而止，不宜过量过久。如遇脾虚而湿热久留者，可选用扁豆之类既有健脾又有清热利湿作用的药物。

（原文刊于《吉林中医药》2000 年 5 期）

第八节　罗笑容从脾论治儿科疑难病经验撷萃

罗笑容是广东省名中医，行医 40 余载，精于儿科，学验俱丰。笔者有幸师从罗老，受益匪浅，对其崇尚理土，注重脾胃的学术思想体会尤深。今将罗老从脾胃论治儿科疑难病的经验作简要的介绍。

1. 扶脾化痰治疗婴儿痉挛症

婴儿痉挛症是小儿难治性癫痫之一，属中医"痫证"范畴。痫证的病因颇为复杂，在历代医家的论述中，较为一致的看法是痫与痰的关系最为密切，如元代朱震亨《丹溪心法·痫》云："痫证有五，……无非痰涎壅塞，迷闷孔窍。"清代沈金鳌《幼科释谜·痫证》云："然诸痫证，莫不有痰。"等等，有"无痰不作痫"之说。罗老亦认为小儿癫痫病机主要责之于痰，痰是痫证发病的中心环节，而脾虚不能运其津液，又是痰产生的主要根源。脾虚痰伏是小儿痫证的主要病理基础。因此，理脾是治痰的根本之法，若能使脾气渐充，则痰将不治自去。

例 1　张某，男，1 岁 6 个月。1999 年 10 月 13 日来诊。

患儿于出生后 4 日出现高热（体温 40℃），伴腹胀、大便不通，无神昏抽搐。在当地卫生院治疗（具体用药不详），热退出院。第 8 日出现一过性肌阵挛性抽搐，持续数秒，以后每次发热或感冒即出现抽搐，曾多方求医，诊断不明。近 3 个月发作加剧，每日 5～8 次，多于睡醒后发作，表现为突然意识丧失，全身痉挛性抽搐，痉挛时两臂前举、头和躯干向前屈曲，持续 2～3 秒，发作时痉挛频繁出现，持续数次，最多时 20 余次，发作后有时伴不自主发笑，坐迟、行迟、语迟，智力低下，面色无华，纳呆，汗多，舌淡、苔白，指纹淡紫于风关内。CT 示额叶脑萎缩，脑电图示高峰节律紊乱。中医辨证为脾虚气逆，痰阻窍道。治拟健脾理气，豁痰息风。处方：太子参 8g，茯苓 10g，白术 8g，陈皮 3g，法半夏 6g，石菖蒲 6g，白芍 8g，天麻 6g，钩藤 8g，炙甘草 3g，僵蚕 6g，丹参 8g。每日 1 剂，水煎服。

同时口服泼尼松 7.5mg，每日 2 次。用药 1 周，抽搐减少为每日 3 次，10 日后抽搐未再发作。2 周后泼尼松开始减量，上方去钩藤，加黄芪 10g，以加强健脾之力。治疗 1 个月，患儿智力改善，能认出亲人，听懂语言；2 个月后能行走，停服泼尼松，继续服上方，6 个月后停药。随访 1 年，患儿无抽搐发作，智力和运动发育接近同龄儿，脑电图大致正常。

2. 健脾通腑治疗小儿先天性巨结肠

小儿先天性巨结肠主要症状是出生后便秘、腹胀，属中医"锁肛""便秘"范畴。西医一般用开塞露、灌肠、肛管排气或手术治疗。罗老认为此病是由先天元气不足，大肠传导无力，腑气闭结所致。大便不通，浊气积聚而成腹胀；气郁日久、气滞血瘀、络脉瘀滞，则见腹部青筋。脾为气血生化之源，先天禀赋不足，可以通过调理脾胃来补充。罗老用健脾通腑法治疗此病，取得显著疗效。

例 2 陶某，女，5 岁。1989 年 12 月 15 日来诊。

患儿出生后经常大便不通，常需用开塞露予以通便，间有腹痛，进食过饱即呕吐，腹部比正常儿膨大，曾在当地医院按积滞治疗。近 2 个月腹胀加剧，呕吐频繁，先在广州市儿童医院住院治疗，经胃肠钡餐、钡灌肠、胃液分析等检查，诊断为先天性巨结肠。需灌肠方能大便，患儿家长不愿手术治疗而来本院求治，刻诊形体消瘦，面色无华，精神倦怠，纳呆，时有呕吐，腹胀，腹壁青筋显露，腹围 58cm，舌淡、苔薄白，脉细。罗老以健脾益气，活血通腑为治法。处方：黄芪 15g，太子参 15g，茯苓 15g，厚朴 9g，大腹皮 10g，枳实 9g，火麻仁 15g，生地 10g，丹参 10g，桃仁 7g，麦芽 15g，甘草 3g。每日 1 剂，水煎服。

同时配合小儿推拿疗法（推脾土、揉八卦、分推中脘、摩腹、推下七节骨等）治疗 1 周，大便已通畅，无呕吐。上方去生地，加台乌药 7g，服药半个月。腹胀明显减轻，青筋基本消失，腹围 46cm，精神胃纳好转，血瘀已去。治法改为健脾益气通腑。处方：黄芪 15g，党参 10g，白术 8g，茯苓 15g，厚朴 9g，大腹皮 10g，枳壳 7g，火麻仁 15g，麦芽 15g，甘草 3g，白芍 10g，台乌药 7g。每日 1 剂，水煎服。

治疗 2 周，患儿面色好转，精神胃纳好，腹胀消失，腹围 43cm。住院 5 周，体重增加 2kg。出院后继续服上方，隔日 1 剂，服 6 个月停药。随访 3 年，患儿身体健康，大便通畅。

3. 健脾平肝治疗抽动秽语综合征

抽动秽语综合征以相继或同时出现多组肌肉抽动和异常发声或伴秽语为主要症状，表现为眨眼、缩鼻、努嘴、点头、扭脖、扭腰、甩手、抖腿，喉中发出吭吭、嘘嘘等声。中医对本病无专门论述，罗老认为其属中医学"风证"范畴，病机为土虚木旺生风。宋代钱乙《小儿药证直诀·肝有风甚》指出："凡病或新或久，皆引肝风，风动而上于头目，目属肝，肝风入于目，上下左右如风吹，不轻不重，儿不能任，故目连眨也。"对本病的病机症状作了较好的论述。罗老用健脾平肝法治疗取得显著的疗效。

例 3 黄某，男，7 岁。1999 年 8 月初诊。

患儿近 2 年来出现眨眼、缩鼻、努嘴、扭脖、喉中发出吭吭声，在市儿童医院诊断为抽动秽语综合征，用氟哌啶醇治疗无效，遂转来我院。就诊时面色无华，眼眶黧黑，纳呆，汗多，易感冒，注意力不集中，眨眼、缩鼻、努嘴、扭脖、喉中发出吭吭声，入睡则症状消失，舌淡红，苔薄白，脉弦细。此由土虚木旺生风所致。治宜培土抑木。处方：黄芪 12g，太子参 10g，茯苓 15g，白术 9g，炙甘草 6g，白芍 12g，陈皮 3g，法半夏 6g，石菖蒲 6g，天麻 9g，钩藤 10g，龙骨 20g。每日 1 剂，水煎服。

治疗后患儿抽动减少，胃纳、面色好转。2 个月后，患儿抽动消失，面色红润，感冒减少，注意力不集中明显好转。随访 1 年无复发。

（原文刊于《江苏中医》2001 年 6 期）

第九节 罗笑容辨治小儿咳喘经验

罗笑容出生于岭南中医世家，三代祖传，从事儿科临床工作 50 余年，积累了丰富的临床经验，秉承岭南中医特色，1993 年广东省人民政府授予"广东省名中医"称号。她治学严谨，医术精湛，尤擅长辨证治疗肺系疾病和脾胃病，对小儿咳喘辨治独具匠心。笔者有幸跟罗老师专科门诊侍诊，受益匪浅，现将所得的点滴体会叙述如下。

罗老师认为小儿咳喘有一定特点，因小儿体禀稚阴稚阳，肺脾常有不足，而卫表每见不固，故多外感六淫，内伤饮食，旋即咳喘痰多。又因小儿元阴未充，阳火易动，易成痰火相结之势；而阳气柔弱，则水饮易聚而难化。故小儿咳喘往往迁延，或反复发作。这些病机特点，是临床中必须掌握审察的。小儿咳喘的辨证要点是辨寒热，辨虚实，辨外感、内伤。治疗要点是宣、肃、清、温。

（一）外感咳喘辨证

1. 风寒咳喘

小儿外感风寒，咳嗽痰鸣，临床可见咳嗽频作，痰声不爽，恶寒发热，鼻塞或流清涕，腠闭而无汗，脉见浮紧，舌苔薄白。罗老师常拟三拗汤加减。特别对于呛咳连咳，咳剧而喘，本方更宜。咽痒呛咳，加用百部、桔梗、前胡等；痰多壅盛者加法半夏、橘红、葶苈子；然在小儿风寒咳喘中，时见表虚腠薄者。此类患儿，素禀娇弱，常易汗出，稍忽调护，动辄外感发热，咳嗽痰多，且往往迁延难解，汗出恶风，脉呈浮弱，舌苔薄润。此时可从气虚外感辨治，予参苏饮，扶正祛邪；佐入北杏仁、浙贝母之属，则咳喘可平；若舌苔厚腻，痰黏食少时，加莱菔子、炒二芽、芒果核。此外，风寒咳嗽之轻症，罗主任常用止嗽散加减，略疏肌表，宣肺化痰。她认为本方温润和平，不寒不热，无攻击过当之虞，却有启门驱贼之势，是邪浅时的平稳之剂。若鼻塞恶寒加防风、苏叶梗；咽痛声哑加射干、牛蒡子；咳嗽较频，则加杏仁、浙贝母、款冬花；痰浊黏滞，可加竹茹、厚朴、冬瓜仁等。

例1　张某，男，1岁7个月，2006年3月3日就诊。反复咳嗽1个月，加重1日，痰多色白，鼻塞流清涕，无发热气促，纳呆，二便常。舌淡红、苔白腻，指纹浮红达风关，体查：咽无充血，双肺呼吸音粗，未闻及啰音。辨证：痰浊蕴肺，复感风寒。治法：疏散外邪，宣肺化痰止咳。方药：麻黄2g，北杏仁5g，甘草3g，茯苓10g，法半夏6g，橘红3g，柿蒂6g，款冬花8g，百部8g，芒果核15g，谷芽10g，山楂6g。服用2剂后复诊，咳嗽明显减少，痰减，鼻塞流涕减轻，胃纳增，舌淡红苔白。继以二陈汤加减收其功。

2. 风热咳喘

小儿外感风热，或素有肺热而又感风邪，可见发热咳嗽；咽红口渴，汗出不畅，脉数，舌苔薄黄、舌边尖红。此邪在卫分，宜选用桑菊饮、银翘散之类，以辛凉解表，清泄风热，并据病情随证加减。若风热咳喘，每见发热较高，嗽声不扬，痰吐黄厚，溲赤便结，舌红苔黄，当用辛凉宣泄之麻杏石甘汤，清郁热，畅肺气；清肺用黄芩、桑白皮、连翘；化痰加竹茹、前胡、二陈；止咳加百部、枇杷叶等。若咳喘阵作，风寒包火，则以定喘汤主之；对于稠痰邪热，胶固于肺膈者，其功较速。

例2　苏某，男，9岁。2006年2月7日就诊。发热咳嗽2日，体温39℃，头痛，无呕吐，胃纳差，口干咽红，小便黄，大便尚调，舌苔薄黄，脉浮数。查体：咽充血（++），双侧扁桃体Ⅱ度肿大。辨证：风热外感，热在气卫之间。亟须辛凉清解。方拟：薄荷（后下）6g，荆芥（后下）7g，青大葵 10g，黄芩 10g，金银花 9g，连翘 12g，蒲公英 9g，淡芦根 15g，桑白皮 2g，生甘草 3g，板蓝根 10g，射干 6g。

3. 燥热咳喘

感受温燥或风热久蕴，可致铄灼肺阴，而成肺热燥咳，临床见咽喉干痛，口燥唇裂，痰稠难咯，口渴引饮，大便干涩，脉细而数，宜予清燥救肺汤。运用时须据具体情况，热重可加桑白皮、丹皮；液伤须加生地、玄参；痰燥则加瓜蒌、川贝母等。同时，肺阴不足而余热未清，在咳嗽的后期颇多。此时亦可仿本方之意而立法；热势已退去石膏，阴伤不重减阿胶。选用桑叶、枇杷、杏仁、竹茹、麦冬、石斛、南沙参、天花粉诸品，轻清松灵，生津润燥，以作收功之用。

（二）内伤咳喘辨证

罗老师认为内伤咳喘临床上以痰热咳喘、痰浊咳喘两型最为多见，须谨慎辨明痰重还是热重。

1. 痰热咳喘

常起于外感风热，邪热入里，肺失宣肃，炼津成痰，痰热互结；或痰浊内蕴，积而化热。症见发热，咳嗽声浊，喉间痰鸣，痰黏色黄，早晚咳剧、动则甚，胸腹满闷，脉滑数，舌质红、苔白或黄腻。治宜清热化痰，降气平喘。方选麻杏石甘汤合清气化痰丸加减：麻黄、杏仁、生石膏、甘草、法半夏、全瓜蒌、贝母、胆星、黄芩、橘红、知母。

对小儿咳喘之肺失肃降、痰阻气道、气机上壅，尤其有大便不通者，可以采用通腑降痰法。通腑法能肃肺气而降顽痰，则喘逆自平。常用药物：枳实、玄参、瓜蒌仁、冬瓜仁。罗老师几乎不用大黄、芒硝等峻下的药物，认为小儿脾常不足，该类药物易损伤脾阳而致泄泻，临床上清肺热之品生石膏、金银花即有通便的作用，处方时加用一两味即可达到通腑泻热的目的。罗老师顾护脾胃的思想可见一斑。

例3　梁某，男，2 岁 4 个月，2006 年 2 月 22 日初诊。咳嗽 10 日，发热 3 日，痰多难咯，鼻涕少许，无气促，纳可，小便常，大便 2 日未排，舌红苔黄厚腻，指纹紫滞达风关之上。查体：咽充血（++），双侧扁桃体Ⅰ度肿大，双肺呼吸音粗，可闻及中等量中小水泡音，胸片：支气管肺炎。辨证：痰热闭肺，肺气失宣。方药：麻黄 3g，桑白皮 8g，葶苈子 6g，黄芩 8g，石膏 12g，浙贝母 8g，瓜蒌皮 7g，北杏仁 6g，莱菔子 7g，青天葵 8g，甘草 3g。2 月 24 日二诊：发热退，咳嗽减少，痰多，稍许鼻涕，夜寐欠佳，纳可，大便排，小便调，舌红苔微黄厚，指纹紫滞达风关。查体：咽充血（++），双侧扁桃体Ⅰ度肿大，双肺呼吸音粗，可闻及少许中小水泡音。现发热已退，热象、咳嗽减轻，但痰多，原方去石膏、青天葵、浙贝母，加川贝母 5g、葶苈 10g、浮海石 10g、枇杷叶 8g，以加强清化痰热之力。2 月 27 日三诊：患儿咳嗽痰减，无鼻塞流涕，二便调，舌红苔微黄厚，指纹紫滞达风关。查体：咽充血（+），双侧扁桃体Ⅰ度肿大，双肺呼吸音粗，未闻及啰音。方效，仍有痰热未清，继续服用 4 剂。3 月 2 日四诊：患儿咳嗽少许，痰可咯出，色白，面色欠华，二便调，舌淡红苔白腻，指纹浮紫达风关。查体：咽充血（-），双侧扁桃体Ⅰ度肿大，双肺呼吸音粗，未闻及啰音。热象已解，痰浊内蕴，当健脾化痰收其功。处方：太子参 10g，白术 7g，茯苓 10g，法半夏 7g，橘红 3g，桔梗 6g，款冬花 8g，北杏仁 6g，莱菔子 7g，芒果核 15g。

2. 痰浊咳喘

小儿痰浊咳喘，往往起于饮食失宜，脾胃不调，湿食交结，变生痰浊，日积月累，壅贮于肺，渐见喉中痰鸣，呼吸不畅之象。若有外邪引动，则见咳喘不止，痰声辘辘，不思饮食，大便艰难，舌苔腻浊，脉见弦滑。二陈汤或温胆汤为常用方，合三子养亲汤豁痰降气，渗湿化痰。

总之，罗老师强调，治疗小儿上呼吸道炎症、支气管炎或肺炎，不能惑于"炎症"，一味清热，必须依照中医四诊，首辨外感、内伤。初病者，多为外感，清宣外邪为主；久咳者，要注意不疏散，临床多用温药。

（原文刊于《中医药导报》2008 年 10 月）

第十节　罗笑容治疗儿童多动症经验

罗笑容是广东省名中医，广东省中医院主任医师，出身于中医世家，行医 50 余载，精于儿科，学验俱丰，尤其在治疗儿科疑难病方面有很深的造诣，现就罗老治疗儿童多动症的经验作简要的介绍。

1. 阴虚阳亢，心肝脾肾功能失调是儿童多动症的主要病机

《素问·阴阳应象大论》说："阴静阳躁""阴在内，阳之守也；阳在外，阴之使也"。即阴主柔静，阳主刚躁，阴阳互根，守使相依。两者充盛和谐，则机体协调无病。若阴阳失调，则可出现动静变化失制。罗老认为小儿为纯阳之体，稚阴未长，生机蓬勃，对阴津物质所需甚多，更易出现阴虚阳亢的病理变化，出现阴静不足、阳动有余的证候。心主血，藏神，为智意之源，人的一切精神意识活动皆归于心。若心失所养或痰热扰心可致心神不宁，多动不安。肝为刚脏而性动，主筋藏魂，其志怒，其气急，体阴而用阳，小儿肝常有余，若久病耗损致肝体之阴不足，肝阳偏亢，则注意力不集中，性情执拗，冲动易怒。脾属土为至阴之脏，在志为思。小儿脾常不足，若过食生冷饮料损伤脾胃，脾失濡养，则失静谧，而兴趣多变，言语冒失，心思不定，多动。脾虚肝旺，则冲动易怒。"肾者，作强之官，伎巧出焉"。肾主骨生髓，髓通于脑，若先天不足或病后出现肾阴亏损，髓生不足，则致动作笨拙不灵、健忘、遗尿等症。肾虚则水不涵木，出现肝阳亢盛诸证。临床上多动症儿童多伴有眼眶黧黑、面色无华、哮喘、厌食、遗尿等脾肾两虚症状。综上所述，罗老认为儿童多动症的病机是阴虚阳亢，以心脾肾不足为其本，肝阳亢盛为其标。

2. 辨证与辨病相结合论治儿童多动症

罗老把儿童多动症辨证分为肾虚肝亢、心脾不足、痰热扰心三型。临床上以肾虚肝亢型最常见，心脾不足型次之，痰热扰心型很少独立存在，多属上述两型的兼夹证，如肝肾阴虚兼有痰热、脾虚夹痰热。表面看来证候复杂，但实际上有规律可循，一般偏于多动者，多属肾虚肝亢；以神思涣散、注意力不集中为主要表现者多属心脾不足。中医辨证治疗有很大的灵活性，能根据患儿的个体差异而随证加减，疗效较好。但本病疗程长，坚持每天服用中药汤剂，大多数患儿及家长都难于接受。所以辨病治疗，根据主要病机制成适用于大多数患儿的中成药很有必要。罗老根据多动症主要病机为肝肾阴虚、心脾不足、肝阳上亢，结合现代药物研究，选用熟地滋补肾阴，药理研究其能使阴虚模型大鼠的兴奋好斗症状明显减轻；黄芪补脾益气，有加强小鼠学习记忆作用；白芍、龙骨养阴平肝潜阳；五味子养心滋肾宁神，药理研究能改善人的智力活动，增强注意力，改善精细协调动作；远志、石菖蒲安神益智开窍，药理研究远志促进动物智力，石菖蒲减少小鼠自发活动，增强小鼠学习记忆能力。制成益智宁神液治疗儿童多动症，取得较好的疗效。疗程一般需3~6个月，有效可继续服用3~6个月，甚至长期服用，无毒副作用。罗老对初诊病人先辨证使用中药汤剂，这样起效较快，4~6周后改服中成药。

3. 注重安神益智法的应用

罗老认为临床上多动症各类型常混合存在，难于截然分开，以脾肾两虚，肝阳亢盛型最多见。无论临床辨证属哪一型，治疗时应注重安神益智法的运用。罗老把治疗多动症的中药分为二类：一是调理脏腑功能，平衡阴阳治本的药物，其中使用频率较高的有熟地黄、龟板、黄芪、党参、枸杞子、白芍、女贞子、山药、鹿角、茯苓。二是安神开窍治标的中药，如石菖蒲、远志、龙骨、牡蛎、五味子、酸枣仁等。古代本草类著作中已明确记载远志、石菖蒲、人参、茯苓、地黄、杜仲、山药、龟板等，有"增智""强志""益智""多记事"等作用。现代研究表明儿童多动症患儿微量元素铁、锌、铜均显著低于正常儿童。微量元素缺乏可导致神经递质水平下降，神经递质的下降可导致多动症。研究发现党参、茯苓、白术、当归、黄芪、地黄等锌、铜、铁含量高，且某些中药如党参、石菖蒲、远志、酸枣仁、黄芪、当归、芍药等具有益智功效，可提高人的记忆力。

4. 重视饮食调理

近年来研究证明儿童多动症与微量元素铁、锌、铜缺乏有关，城市污染、临床上不显症状的轻度铅中毒也是病因之一，所以饮食调理对改善多动症症状、防止多动症的复发有帮助。罗老对每个病例都施以饮食疗法，平时饮食宜多食健脾补肾的平性食物和蛋白质、微量元素丰富的食物，如海鲜鱼类食物、菌类食物、豆类食品、绿色蔬菜、硬壳果仁、香蕉等食物，充分补充患者体内所需的营养素和微量元素，并发挥其降铅排铅的作用。除注意平衡膳食外，尚要选择适当的食疗方，这样对儿童的大脑发育、调节神经系统的稳定、防治儿童多动症有事半功倍之效。下面是罗老的食疗方：①怀枸兔肉汤：兔肉 50g，怀山药 20g，枸杞子 10g，生姜 1 片，共放入炖盅内，加开水适量，隔水炖 2 小时，调味食用，适于脾肾两虚患儿。②核桃仁五味子茶：核桃仁 15g，五味子 5g，同置锅内加适量清水，文火煎煮 45 分钟，取汁调入蜂蜜或冰糖适量，代茶饮用，适于脾肾两虚患儿。③猪肉牡蛎汤：瘦肉 50g，鲜牡蛎肉（生蚝肉）50g，生姜 1 片，共放砂锅内加水武火煮沸后，文火煮 45 分钟，调味食用。适于各型多动症患儿。④猪心莲子汤：猪心 1 个，莲子（不去心）50g，桂圆肉 10g，共放砂锅内加清水适量，武火煮沸后，文火煮 2 小时，调味食用。适用于心脾气虚患儿。⑤百合生地鸡蛋汤：鸡蛋 1 个，百合 15g，生地 15g，百合生地共放砂锅内加清水适量，武火煮沸后，文火煮 2 小时，放入鸡蛋搅匀，加入蜂蜜。适用于心脾不足，心神不宁患儿。

5. 病案举例

杨某，男，9 岁。从幼儿起整日动不停，乱爬、乱跳、不能静坐片刻；上学后表现为上课时注意力不集中，在座位上不停扭动，做小动作，或东张西望，甚至离开座位叫喊，影响课堂秩序，学习成绩差，经常考试不及格；在家不能按时完成作业，平时易冲动，脾气暴躁，食纳不佳，夜间时有遗尿，就诊时在诊室东奔西跑，抢医生的笔、手电筒等。查体见形体偏瘦，面色无华，眼眶黧黑，舌体瘦小，舌质偏红，少苔，脉弦细。诊断为儿童多动症，中医辨证为脾肾两虚，肝阳亢盛。拟方：熟地黄 15g，龟板 12g，太子参 10g，茯苓 15g，白芍 10g，龙骨 15g，珍珠母 20g，石菖蒲 8g，生龙齿 15g，远志 6g，牡丹皮 6g，麦芽 15g，炙甘草 5g。配合中成药益智宁神口服液口服，治疗 1 周，易冲动、脾气暴躁减轻，余症无明显好转。原方去龙骨、珍珠母，加酸枣仁 10g，牡蛎 20g，并指导其教育方法和饮食调理。6 周后，家长反映患儿情绪稳定，多动、注意力不集中症状明显好转，学习成绩有所提高，停用中药汤剂，继续服益智宁神口服液。半年后多动症状基本消失，上课已基本可以坚持听讲，学习成绩明显提高，面色好转，眼眶黧黑、遗尿消失，嘱间断口服益智宁神口服液，追踪 1 年无复发。

（原文刊于《四川中医》2005 年 5 期）

第十一节　扶土抑木法在儿科疾病中的应用举隅
——省名中医罗笑容主任经验拾撷

　　罗笑容主任是广东省名中医，现任广东省中医药学会儿科学专业委员会顾问，广东省中医院主任医师。罗主任出生于中医世家，幼泽庭训，从医几十载，有着丰富的临床经验，笔者有幸跟随罗主任学习，对其运用扶土抑木法治疗儿科疾病的经验总结如下。

　　木属肝胆，土属脾胃，木土之间存在着相克乘侮的关系。表现在生理上，肝木通过疏调作用于脾胃的受纳、消化、吸收、气血生化，在病理上，肝脾两脏之间的相克关系失调，肝木横逆犯脾土，导致脾虚肝旺即所指"木克土"。罗主任认为，小儿脏腑娇嫩，形气未充，从脏腑辨证的角度来讲，脾常不足，肝常有余，加之广东地处岭南湿地，湿易困脾，故临床上更加容易出现肝木乘脾土的病理改变，治疗以扶土抑木法取得满意疗效。分述如下。

1. 消化系统疾病

　　如疳证，罗主任认为，疳积主要发病机制是脾胃功能失调，究其原因，除常见的饮食失节、喂养不当、长期吐泻外，因土虚木亢所致者临床亦不少见，如疳证患儿临床除可见形体消瘦、面色少华、毛发稀疏、不思饮食、舌淡苔白等一系列脾胃虚证候外，常常兼有性急易怒，甚至精神烦躁、夜卧不宁等脾病及肝表现，故治以扶土抑木法，取得很好疗效。又如胆汁反流性胃炎，相当于《灵枢·四时气》中所云："善呕，呕有苦……邪在胆，逆在胃，胆液泄则口苦，胃气逆则呕苦，故曰呕胆。"罗主任认为，脾胃为气机升降之枢纽，胆汁反流的病机，既以脾胃气虚，升降失常为主，又以"木生于水长于土，土气冲和则肝随脾升""肝气宜升，胆火宜降，然非脾气之上行则肝气不升，非胃气之降则胆火不降"，据此，采用扶土抑木，和胃降逆法治疗本病。又如慢性乙型肝炎，罗主任认为慢性肝炎多由于感受湿热毒邪，日久伤脾，中气亏耗，故脾气虚为其本，但在疾病发展过程中，由于脾虚不运，往往出现肝阴不足、肝阳上亢见证，《难经·七十七难》曰："见肝之病，则知肝当传之于脾，故先实其脾气。"故治疗本病，提出扶土抑木的总原则。

2. 神经系统疾病

如抽动秽语综合征，抽则属风，多责之于肝，正如《黄帝内经》所云"诸风掉眩，皆属于肝。"临床所见抽动秽语综合征病例，大多既往为脾虚体质，土虚则木乘，脾虚则肝旺，肝阳化风则抽动阵作，故用扶土抑木法。又如癫痫，常因小儿脾常不足，运化失调，水聚为痰，痰随气逆，横窜经络引动肝风则见抽搐，治疗宜标本兼治，亦以扶土抑木法主之。

3. 呼吸系统疾病

如哮喘，多因素体脾虚，宿痰内伏，外邪引动，痰随气逆，气因痰阻，故见咳嗽、痰多，"虚则所不胜乘之"，木失金制，肝木侮土，故有患儿可兼见胸闷不舒、胁满泛酸等症，治当在宣肺定喘的基础上辅以扶土抑木。

4. 其他杂病

如夜啼，罗主任认为夜啼亦多见于脾虚婴儿，由于先天禀赋不足，素体脾虚，而致木旺乘脾，肝阳上扰清窍，阴常不足，故入夜啼哭，治疗时亦施扶土抑木法。又如疝气，罗主任认为，小儿疝气有二，其一是先天不足，气虚下陷，其二脾虚肝气郁滞而成，但反过来又加重气陷，阻气机升复，故在治疗中予以扶土抑木法。

综上，罗主任广泛运用扶土抑木法治疗儿科各系统疾病，但在治疗过程中又有扶土抑木与抑木扶土侧重，辨证施治过程中审清肝实和脾虚二者矛盾的主要方面，如以肝实为主，其法应重在抑木，而佐以扶土，如以脾虚为主的，其法应重在扶土，而佐以抑木。而扶土之法并不是一味补脾，过补则壅碍气机，临床健脾不在补脾，贵在运脾，具有补中寓消，消中有补，补不碍滞，消不伤正者谓之运。临床常用药物：人参、白术、茯苓、山药、黄芪、扁豆、薏苡仁、麦芽、山楂、鸡内金、槟榔等。而抑木之法则根据肝气郁滞、肝火内扰、肝风内动、肝阴不足的偏重选药，肝气郁滞治以疏肝理气，药用柴胡、川楝子、佛手、枳实、荔枝核、香附等；肝火内扰治以清肝泄火，药用夏枯草、菊花、蝉蜕、象牙丝、赤芍、草决明、牡丹皮等；肝风内动治以平肝息风，药用羚羊角粉、蝉蜕、钩藤、龙骨、牡蛎、僵蚕、地龙干、全蝎、蜈蚣等；肝阴不足、肝阳上亢者治以平肝潜阳，药用白芍、枸杞子、菟丝子、旱莲草、生地等。

5. 病案举例

王某，男，10岁，因"不自主甩头、耸肩、喉中发声2年余"就诊，曾在外院行脑电图、头颅MR检查无异常，诊断为抽动秽语综合征，予氟哌啶醇、利培酮等药物治疗，症状可短暂缓解，但不稳定，就诊时精神疲倦，频繁不自主甩头、耸肩、喉中发声，严重影响上课秩序，已休学2个月，面色苍黄，多汗，性急易怒，纳差，时有口苦，大便时溏时秘，舌淡苔白脉弦滑。中医诊断：颤证（脾虚肝旺）。西医诊断：抽动秽语综合征。治则：扶土抑木法，以健脾平肝息风为法。方药：太子参15g，白术8g，茯苓15g，山药15g，薏苡仁20g，川楝子8g，钩藤8g，僵蚕10g，龙骨25g（先煎），麦芽15g，甘草5g。服药1周，不自主甩头、耸肩、喉中发声等抽动症状有所缓解，胃纳改善，大便正常。继服上药2周，不自主抽动症状已明显减少，情绪好转，出汗减少，临床症状明显缓解，继续守方1个月后仅有少许不自主甩头、耸肩发作，精神佳，纳眠好，且已能返校上课。

按语 本患儿平素体质差，素体脾虚，土虚则木乘，脾虚而肝旺，肝风内动故见不自主抽动，肝阳上亢故见性急易怒，脾虚不能濡养见精神疲倦，面色苍黄、舌淡苔白脉弦滑均为脾虚肝旺之见症，辨证施治，健脾平肝息风，药证合拍，取得良好效果，为扶土抑木法在儿科运用的典型。

（原文刊于《吉林中医药》2006年4月）

第十二节 罗笑容主任辨治儿科疾病经验介绍

罗笑容是广东省中医院主任医师，广东省名中医，从事儿科临床工作50余年，积累了丰富的临床经验，秉承岭南中医特色，尤擅长治疗肺系疾病和脾胃病，对儿科杂病的辨治也颇有经验。现将其治疗儿科病经验总结介绍如下。

（一）治儿科病，首重望诊

罗老师在长期临床实践中积累了丰富的望诊经验，尤其注重望神、望色、望形态、察舌。

1. 望神

凡精神振作，二目有神，表情活泼，面色红润，呼吸调匀，反应敏捷，均为气血调和、肾气充沛的表现，是健康或病情轻浅之象。反之，精神委顿或烦躁哭闹、二目无神、表情呆滞、面色无华甚至晦暗、呼吸不匀、反应迟钝，均为体弱有病之表现，且病情较重。

2. 望色

面部白色多为寒证、虚证。若面色㿠白多为肾阳虚，常见于肾病综合征患儿；如面色惨白，四肢厥冷，多为滑泄吐利，阳气暴脱；面色少华，唇色淡白，多为血虚。面部红色多为热证，若面红耳赤，伴发热咽痛：则为风热外感，或气分热盛；午后颧红潮热，口唇红赤为阴虚内热，虚火上炎；若两颧艳红如妆，反肢冷欲厥，冷汗淋漓，为虚阳上越，阳气欲脱之危象。面呈黄色多为脾虚或湿热，若面色萎黄，形体消瘦为脾胃功能失调，常见于厌食症、疳证；面色无华，脐周阵痛，夜间磨牙要注意是否有肠道寄生虫。面呈青色多为寒证、痛证、血瘀、惊痫，若面色白中带青，表情愁苦皱眉，多为里寒腹痛；面青而晦暗，神昏抽搐，常见于惊风、癫痫发作时；面青唇紫，呼吸急促，为肺气闭塞，气血瘀阻。大凡小儿面呈青色，多病情较重而急，临床要注意密切观察病情，不可大意。面呈黑色多为寒证、痛证、瘀证、水饮证，若面色青黑，手足逆冷多为阴寒里证；面色青黑晦暗为肾气衰竭，不论新病久病，皆属危重。

望诊还要结合面部各个部位的五色望诊，吸取宋代钱乙之"面上证"与"目内证"观点的长处，更强调望山根与双下眼胞的重要性。罗老师在临床中观察到不少儿童出现下眼胞虚浮略垂，胞中隐青的表现，多见于体质较弱，易反复外感，易出现脾胃不适（如纳呆、积滞、厌食、大便不调），或遗尿，或鼻鼽（过敏性鼻炎）、哮喘的患儿。

3. 望形态

小儿形体适中，肌肉结实，姿态活泼为营养良好、健康的表现；若生长迟缓、筋骨软弱、解颅、姿态呆滞者，多为胎禀不足，多见于五迟五软患儿。不同姿态常可见于不同疾病，或反映病证虚实，如端坐喘促、哮吼痰鸣为哮喘重度发作时的表现；四肢抽搐、角弓反张，是为惊风；若翻滚不安，呼叫哭吵，两手捧腹拒按，多为实证腹痛，反之为虚证腹痛。

4. 察舌

正常舌质淡红而润，舌尖红为心火上炎；舌色深红为脏腑热盛；舌红绛为邪入营血；舌红起刺或无苔为阴虚或伤津。正常舌苔是中根部有薄白苔，白苔候表邪；苔薄白润主风寒；苔白而燥主温邪，宜辛凉法。若苔白舌尖红，是风热已入气分，宜轻清凉解；白苔兼边缘红，内热已显，宜辛凉清解法。黄苔候里证之热邪，若黄苔带一分白，即有一分表邪未尽；纯黄无白，邪离表而纯属里证；若白苔中见黄，或微黄而薄，是邪初入气分，尤带表证，必兼恶寒，宜凉解，不可攻下；黄而兼燥，但恶热，不恶寒，是外邪已入气分；若舌红绛中仍带黄白等色，是邪在气营之间，治宜清营分之热，并宣透气分之邪。如苔厚黄燥刺或边黄中焦黑起刺，脐腹胀满硬痛，乃里实证可攻下。凡舌苔黏腻，或白或黄，而口不渴，是湿之候：白而黏腻为寒湿；黄而黏腻为湿热；苔黄厚而粗者属热盛而津伤。舌诊在儿科临床辨证中起着非常重要的作用。

（二）望诊合参，强调体质辨证

罗老师常注意观察患儿舌象，结合面色望诊判断标本虚实。临床常见外感患儿，发热，咳嗽痰黄，涕黄，舌红、苔黄或里热证表现，但结合面色萎黄或黄白，下眼胞虚浮略垂、胞中隐青等，均是素体脾虚之象。这些患儿即使有实热证，但结合体质辨证，用药当慎用苦寒之品，以免更伤阳气。还有患儿表现为真寒假热证，常见反复咳嗽、流涕，经久不愈，痰色偏黄，涕黄稠，舌偏红之"上热"之象，但用清热之品无效，细察常有面色无华、淡白，下眼胞微浮隐青，舌虽偏红但苔润，尺脉沉弱。此为元阳不足，虚热上浮之象，当用温下清上法，酌加温肾健脾之品，温补元阳，方可托邪外出。此类患儿临床并不少见，通过仔细望诊，结合体质辨证及脉诊，方可做出正确诊断。

（三）处方用药，重视小儿生理病理特点

1. 脏器轻灵，处方宜轻巧灵活，慎用攻伐

小儿脏腑娇嫩，形气未充，其机体脏腑的形态未成熟，各种生理功能未健全，对病邪侵袭、药物攻伐的抵抗和耐受力都较低。罗老师处方轻巧灵活，根据患儿体质特点、病情轻重及脏腑功能，灵活运用，不呆滞，不重浊，不妄加攻伐，极少用大苦、大寒、大辛、大热、峻下、毒烈之品，即便有是证用是药，也是中病即止，或衰其大

半而止，以免损伤正气。

2. 易寒易热，易虚易实，重视先证而治

小儿患病极易出现寒热虚实的迅速转化，即"易虚易实""易寒易热"。临证时要考虑到这些因素，未病先防，既病防变。如小儿外感热病初期，往往寒热互见，或寒从热化，或热为寒束，单纯风寒、风热较少见。治疗时如单用辛温，往往汗出热退，但易复发或热反炽盛；单用辛凉，则汗出不透，表邪不易解除；而辛温辛凉并用，自能风寒风热两解。又如肺炎喘嗽，早期为实证热证，但在疾病的极期常因肺气闭郁导致心血瘀阻，紧接着易出现心失所养、心气受损，甚至心阳虚衰的危重症，故处方用药时注意加用活血化瘀之品达到既病防变的目的。

3. 注意顾护脾胃

"四季脾旺不受邪""脾胃虚损，诸邪遂生"，小儿的生长发育，全赖后天脾胃化生精微之气以充养；疾病的恢复依赖脾胃健运生化；先天不足要靠后天调补。故罗老师十分重视小儿"脾常不足"的生理特点，处处顾及脾胃之气。

（1）已病防变，着重补脾：脾胃为后天之本，脾胃损伤，则四脏不济，关乎全身，"虚虚实实，补不足，损有余"。临床不管病在何脏何腑，都要仔细查验脾胃之气的盛衰，在治疗中兼顾之，不但对于他脏疾病传脾，而且对防止疾病由轻到重的传变都有十分重要的意义。

（2）久病虚损，治脾为先：对慢性病每每重视脾胃功能，疾病后期常会出现脾胃虚弱的表现，而脾胃虚弱不足，气血乏源，又会影响疾病的康复。如哮喘是因肺、脾、肾三脏虚损，宿根内伏，遇邪而发，虽与三脏有关，但哮喘缓解期的治疗尤强调健脾以祛痰，培土以生金。方以四君子汤，或陈夏六君子汤，或异功散合玉屏风散加减治疗。

（3）治疗他脏病，勿忘运脾之法：对非脾胃系统的病证，罗老师也强调要注意通过健运脾胃来达到治疗的目的，在罗老师处方用药中尤突出这一思路。儿科临床以肺系疾病最为多见，如感冒、咳嗽、外感发热、肺炎喘嗽等，由于脾常不足，肺系疾病也常影响脾胃运化，稍有饮食不节，即可致乳食停滞阻滞中焦，出现脘腹胀满、不思乳食，或伴呕吐、大便不调等夹滞症状，罗老师常在基础方中酌加一两味消食导滞药，如布渣叶、莱菔子、芒果核等，往往可转运枢机，提高疗效。如反复呼吸道感染属肺系疾病，但罗老师认为肺脾气虚，正气不足是反复呼吸道感染的根本，肺、脾、肾三脏又以脾虚为主，因"脾胃虚则肺最先受病"，调运脾胃，培土生金，为治疗本病之根本，常用七味白术散合玉屏风散加减。

（4）慎用攻法，免伤脾胃：对脾胃功能产生不良影响的攻邪方药，即使在脾胃功能尚属正常的情况下，亦处处注意治疗的禁忌、方剂的配伍、服法等，从诸方面保护患儿的脾胃。小儿脾常不足，一旦用药不慎，极易损伤脾胃，故即使要用攻邪之法，也要注意中病即止，或削其大半而止。

（原文刊于《新中医》2008 年 10 月）